心病 谁没有?

甘露春 著

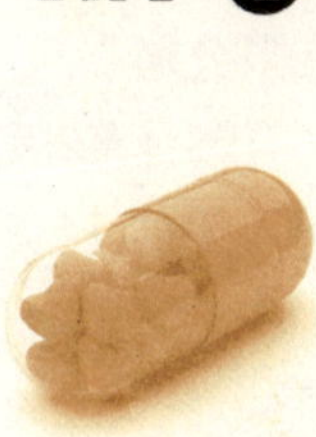

中国出版集团
世界图书出版公司
广州 · 西安 · 上海 · 北京

图书在版编目（CIP）数据

“心病”谁没有/甘露春著.—广州：广东世界图书出版公司，2004.2
ISBN 978-7-5062-6334-4

Ⅰ.心… Ⅱ.甘… Ⅲ.心理卫生—普及读物 Ⅳ.R395.6-49

中国版本图书馆CIP数据核字（2003）第125441号

“心病”谁没有？

责任编辑：钟加萍
责任技编：刘上锦
封面设计：王　勇
出版发行：广东世界图书出版公司
（广州市新港西路大江冲25号　邮编：510300）
电　　话：020-84451969　34203432
http://www.gdst.com.cn　E-mail:pub@gdst.com.cn
经　　销：各地新华书店
印　　刷：广东信源彩色印务有限公司
版　　次：2004年4月第1版　2009年8月第2版第2次印刷
开　　本：700mm×1000mm　1/16　印张14.5
字　　数：250千字
ISBN 978-7-5062-6334-4/R·0067
定　　价：28.00元

“心似双丝网，中有千千结”（宋·张先）。

“心”之问题，自古有之。但现代社会，人们所接受的信息爆炸式增长，生活节奏不断加快，面对高节奏的现代生活和缤纷繁杂的世界，心理疾病已成为一个日益突出的公共卫生问题。我希望普通大众能正确对待自己或他人的心理问题，也希望更多的医学工作者关注或投身心理医学领域，开拓有中国特色的心理咨询之路。

国务院特殊津贴专家、博士生导师

广东省政协副主席、卫生厅厅长

“不管白猫黑猫，抓到老鼠就是好猫”。你可以不认同他，但你无法否认这样一个事实：甘医生能够为咨询者解开“心结”、治好“心病”，公众接受他。作为心理医生，他是成功的。

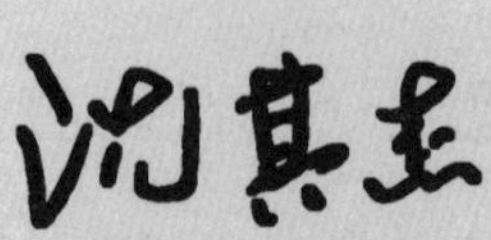

中华医学会精神科科学委员会常委

《中华精神科杂志》副总编辑

我对甘医生的诊治能力非常诧异！他有当心理医生的天赋。甘医生的过人之处，在于他能够轻而易举地取得“心病”患者及其家属的信任，并善于引导病人接受他的治疗。

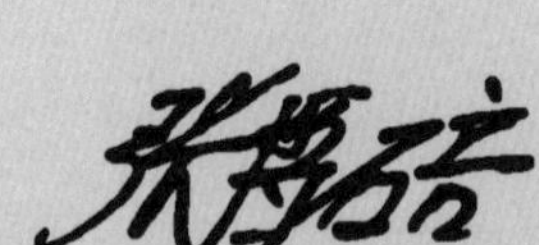

广东省心理卫生协会心理咨询专业委员会主任委员、中山大学附属第三医院心理科主任医师

前言

身心舒泰，是为健康。所以，人心不应有结。心一旦打了结，种种心理问题也将由此而生，轻则表现为迷茫困惑，影响工作和人际关系；重则产生情感、思维及行为的失控，以至于丧失正常的工作生活能力，乃至危及生命。

受某些传统观念的影响，中国人对“心理疾病”特别忌讳：不敢承认“我有病”！害怕被人怀疑“你有病”！

但是，心理疾病并非你不承认，它就会消失，也并非你想回避，它就会离开的。相反，它可能因你的忽视和延误而日渐严重，以至不可收拾。

现代社会的急剧转变和飞速发展，如激流、海啸，冲击着社会的每一个角落，影响了我们生活的各个方面。作为社会的一分子，难免在其中浮沉挣扎，躲不入桃花源，也逃不进避风港。面对这种境况，谁能没有心理压力呢？因此，生活在今天，任谁都有罹患心理疾病的可能！

是的，“心病”谁没有？也许你今天没有，但并不能保证明天也没有。不要忘记，在你的人生旅途中，还有后天和大后天呢！

现在社会的透明度高了，打开电视，翻开报纸，我们经常可以看到有关自杀的新闻，这些新闻总是令人感到困惑和不安。据调查统计，我国每年自杀者数以十万计，患心理疾病的人多达数千万，这是一个多么骇人听闻的数字呀！

作为一个心理医生，我深感自己的责任重大。我认为我有责任将这个普遍存在的问题通过文字表述出来，让大家更多地了解和提升自己的心理防范能力。于是，我用6年时间写成了《心病谁没有？》这本书，并于2004年4月正式出版。

从1994年开办心理咨询门诊，至该书出版的10间年，我的接诊总量就已经超过了5万人次。《心病谁没有？》出版至今已有5年，销量达到7万册。这5年来，我的全科接诊总量就达15万人次，医务人员也从2人增加至10多人，平均每天接待150人次。有人手捧《心病谁没有？》，从全国各地，带着期盼、带着希望来求医，更有远在欧洲、拉美等地的华侨，从网络上了解、购买该书后，专程前来就诊。可见当初出版《心病谁没有？》的初衷是正确的、有效的，也确确实实为广大患者提供了一个了解心理疾病的资讯平台，为众多心理疾病患者打开了心结、解除了痛苦，从而赢得了他们的信任。对此，我倍感自豪和欣慰，因而对自己的要求也就更高了。

我们的心理科经过了15个春秋的洗礼，仍在不断地提高和发展中。我们相信通过大家的不懈努力，总有一天心理健康和心理卫生知识能够得到普及，民众的健康意识会随之提升，能以一个正确的心态面对心理疾病，避免许多由心理疾病带来的悲剧的发生。只有当人们开始承认“我有病”，并把心理疾病当作普通疾病去看待，我们的工作才算真正到位，才不辱“心理医生”这个职业。

此次再版，我从多个方面加以修缮，除了充实原有内容外，还将自己45年的人生感悟以及15年的心理咨询工作经验，毫无保留地奉献给广大读者。书中附上我从小到步入社会的一些亲身经历，把年轻一代身心发展过程中，最可能出现的问题进行剖析，为健康发展规避风险，提供心理理论支持；对现实中已经发生的一些焦点事件进行点评，从心理角度剖析犯错误的原因和后果。较之第一版更生动，更有可读性和趣味性。

我希望《心病谁没有？》的再版，能更大效应地提高社会大众对心理疾病的认识，引发人们更深层次的思考，从而重视心理健康，改变生活观念，与时俱进，幸福生活。也希望能以此书作为一个范例，与业界同行交流探讨，共同促进心理咨询工作的全面发展。

由于水平有限，疏漏谬误在所难免，敬请广大读者批评指正。

甘露春

2009年7月

目录

一、不要怕说“我有病”/ 1

中国有些传统观念害人匪浅，改变你的观念，重视和正视心理疾病，这很重要。我要强调的是，承认“我有病”，是认识心理疾病的基础，只有正确认识它，才能正确对待它。

二、察颜观色辨心结 / 19

一个心理医生，15年接诊13万人次，远在欧美等地的华侨也慕名前来就诊。有人说这是个奇迹。其实我只不过是在工作实践中，总结出了一套心结辨症法，使我的诊断更便捷准确罢了。

三、不可忽视的迹象 / 45

我将15年来遇到的个案条分缕析，将心理疾病的种种表现归纳总结，分门别类，一一罗列出来，便于读者了解。你不妨将其作为镜子，对照一下身边的亲友甚至自己，如果有相似之处，可要注意了。

四、三大心理疾病 / 107

心理疾病的临床表现五花八门，但究其实质多数不外乎是以下3种病症而已。了解了这三大病症，对你认识心理疾病很有帮助。我以典型案例为主线加以分析点评，使读者既便于理解，又不会觉得枯燥乏味。

五、解开你的心结 / 141

作为心理医生，我力主“你有心理问题，就应及早去看医生”。请你放心，专业的心理医生，是完全可以为你解开心结、治好病患的。心理治疗的手段一般有心理疗法和药物治疗两种。有些常识你也应有所了解。

六、听听我的忠告 / 155

据说算命先生以《易经》为本，但我却从中参悟出几点人生哲理：明白事物发展变化的基本规律，遇事就能处之泰然——这有利于你的心理健康。在这里，我对不同身份的朋友有些具体的忠告，亦和同行们作点交流。

七、我的人生轨迹 / 173

人生是短暂的，我们经历的许多事件足以影响一生的幸福和快乐，生活与事业。怎样锤炼自己，为自己创造机会，是大家关心的问题。拿别人做事例不真实，我只好用自己一生的轨迹作为参照物，为大家解析人生的一些关键点，希望对大家有所帮助。

一、不要怕说“我有病”

中国某些传统观念害人匪浅，改变你的观念，重视和正视心理疾病，这很重要。我要强调的是，承认“我有病”，是认识心理疾病的基础。只有正确认识它，才能正确对待它。

1. "心病" 谁没有

有人说"我的心理很正常，承受力强，永远不会得心理病"。但我可以斗胆说，"任何人，不分年龄、职业和贵贱，甚至不论性格和心态如何，在其一生之中都有罹患心理疾病的机会和可能"。

过于自信的老板

6年前，一位开厂的老板带一个员工来看病。在看病的过程中，他自负地说："我已经跟他做了很多心理辅导啦！他就是不听。像我这样心理承受能力强的人，绝对不会患什么心理疾病！"

有道是"世事无绝对"。谁也料不到，3年后他却不得不为他的"心病"来找我。

这时的他，患了一种严重的慢性病，正在治疗中，他还必须做好思想准备——换器官。由于病，他的生意拍档与他分道扬镳；由于病，精力不济，管理不善，他的生意一落千丈；由于病，他的周转资金已花得所剩无几；由于病，他的爱妻再也没有过去的温柔……

这一切给他的打击太大了，他难以承受。他的躯体病了，心理同样也病了。他看上去双眼无神，垂头丧气，完全没有了昔日那种自信和洒脱。他感到眼前一遍漆黑，再没希望了，觉得这一生似乎已走到了尽头。

他灰心地告诉我："真是天意弄人，想不到自己也有今天。真想来个一了百了，死了算了！"

古代哲人说"世事难料，人生无常"。人生在世几十年，说长不长，说短也不短，有谁能一生都是"一帆风顺，万事如意"的？人生在世，有顺心遂意的日子，自然也会有艰辛难熬的时候，尤其在现代社会，压力那么大，变化那么快，任谁都有罹患心理疾病的可能。

有备，才能无患。不管你是否有心理问题或心理疾病，不妨抽点时间读一读我这本书，学会正确对待心理疾病，掌握一些调适心理的科学方法，这对你在漫长的人生旅途中，长久地保持自己的身心健康，是很有好处的。

奇怪的女病人

我看过最怪的心理疾病患者，是一位三十多岁的家庭妇女。

她因为左眼球不由自主阵发性往外斜，看不清东西，担心在自己驾车时会出事，所以反复看眼科医生。医生的诊断是：左眼动眼神经麻痹症。

这个病她医治了一年多，时好时坏，什么方法都用过了，仍然控制不了，还是要发作。

由于就诊时她两眼的转动并没有异常，而且我不是眼科医生，于是我劝她还是到眼科就诊为好。

她皱了皱眉，叹了口气，看起来很失望。突然，她左眼“咕辘”一下就转到左上方定住了，没办法转回原位。她使劲挤了挤眼，然后闭上眼睛，用左手食指一推，那眼球才复了位。

经详细询问才得知，原来从两年前开始，她丈夫经常半夜不归，回来后也不愿意向她解释原因。她每天晚上一上床就开始担心害怕，没办法入睡，睁着两只眼睛，盼着丈夫早点回来。长期这样，于是造成了她眼肌疲劳，神经传导障碍，形成了这种怪病。

这个怪病产生的原因不仅她自己和眼科大夫想不到，就连我这个心理医生也差一点被蒙过。这个怪病其实就是一种心理疾病——“焦虑症”。

经过两周的治疗，她的症状终于消失了。

“心结”产生的诱因五花八门，“心病”的表现无奇不有。日常我们会遇到许多症状古怪，老治不好的“奇难杂症”，殊不知，其中有很多就是心理疾病。所以，无论是大众读者还是临床医生，对此都应有所警惕。

“小不点”怎么了

有人以为心理病只有大人才有，只有工作或生活压力大的人才有。其实不然，什么人都会得心理疾病。我见过不少只有两三岁的心理病人。你可千万别不信。

“小不点”只有3岁。有一次，他在沙发上睡觉，醒了以后，一睁眼，看见电视中有一个精灵，“哇”地闪将出来，把他吓呆了。自此，他就惊恐得再也不能入睡了。

此后，只要大人一开电视，他就找遥控器把电视关掉，不准人看电视，害怕再有精灵从电视里走出来。

一到晚上，等到大人去睡觉了，他就悄悄爬起身，四处翻抽屉，怎么哄也不听，抱上床一会儿他又下来了。大人们被他折磨得没法正常生活、工作了。家人费尽了脑筋，最后找到了我。

我向这个小不点保证，一定把精灵赶走。但要他答应，以后不能半夜起来了。因为其他小朋友晚上都不起来，那会很丑的。

他眼睛一瞪："我不丑。"

"小不点"患的是儿童焦虑症。我用3元钱的非那根糖浆就把他治好了。

小孩心智稚嫩，受到刺激和惊骇时容易失常，身为父母要特别注意。有些老人见小孩表现失常时，认为是"撞邪"，于是去烧香拜神，赶鬼驱邪。这是愚昧的做法，很容易将小事拖延成大事，搞不好把小孩给害了。大人见到小孩表现失常时，最好还是去医院寻求诊治，往往不过是小毛病而已。

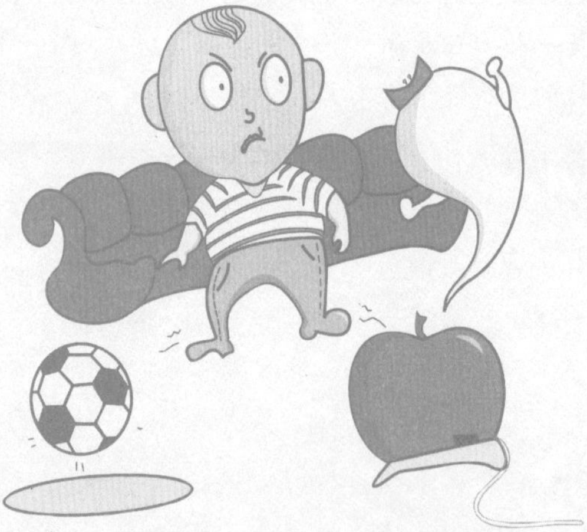

看见电视中有一个精灵"哇"地闪将出来，把他吓呆了。

我也患过心理病

大多数“心病”不是与生俱来的，而是后天刺激导致的。一个处在正常状态的人，很难想象患了心理疾病会是怎么样的。就如同没有吃过榴莲的人想象不出榴莲的滋味一样。那种生不如死的感觉，只有真正患过心理疾病的人，才能切身感受，才最有发言权。我之所以这么了解心理疾病和患者的心理，就是因为我也曾经患过多种心理疾病，我对心理疾病有着极其深刻的感受。

我有许多人难得一遇的经历：幼年的动荡生活，不停地转换学校；割过牛草，做过筑路工、建筑工、铁工、木工；读过6个高考补习班，参加了4次马拉松似的高考；遭遇过恐吓、诈骗、抢劫、偷窃、亲人分别、移民、经济困扰。我不是钢筋铁骨，在这么多事件的刺激下，我能不患一点心理病吗？

回想我的过去：少年时期的天真和无知，青年时期的悲哀、苦闷、忧郁、沮丧、狂妄和固执，使我的内心世界从单纯变得复杂。几岁开始患恐惧症，17～19岁患过抑郁症，见识过广泛性焦虑症，感受过惊恐发作的痛苦，甚至想过自杀。

袒露心扉，揭自己的短，我以前也没这个勇气。但现在，我的观念改变了。我可以坦率地、公开地承认我也曾患过心理疾病。我觉得它们是我的良师益友，教会了我如何面对现实，如何思考人生。

反思自己的经历，我可以说：没有患过心理疾病，就没有我的今天。为什么？这一点我将在后面“我的人生轨迹”中详细分解，与广大的读者朋友们一起分享！

所以，心理疾病并不可怕。

对于多数人来说，心理疾病并不是什么不治之症。它往往不过是我们人生经历中的一片云翳而已，说不定还会成为我们人生飞跃的前奏曲。它可以让你在焦虑、忧郁、苦闷和彷徨之中学会反思，让你的失败变得像冰晶一样明明白白，让你的成功与失败形成巨大的反差，使其变得像坐过山车一样刺激，令人兴奋。这就是生活，这就是有滋有味的五彩人生！

我想强调的是：

心理疾病并不可怕！可怕的是你的观念！

2.现代人与“心病”

身心协调，人与自然环境、社会环境的协调，是心理健康的基础。现代社会的高速发展与急剧转变，使许多人难以适应，心理承受着巨大的压力。面对压力，如果处理不善，就容易罹患心理疾病。

协调的意义

人的身心需要协调，同时还需要与自然环境、社会环境相协调，这样我们的身心健康才会有保障。

身心的协调 机体本身就是一个统一的整体，无论是心理活动与躯体运作，还是自身心理方面的平衡，以及机体各组织器官都必须相互协调，人这一个体才能保持健康，而不至于患病。

人与自然环境的协调 人是自然界的产物，并受其支配。古人有“天人合一”的说法。“天”即是指人类赖以生存的宇宙大世界，包括气候条件、自然环境等。“人”是指社会关系、人文特征。“天人合一”意在只有与外部环境协调，人才能正常生活。任何一方面失调都会出现不良反应，导致疾病的发生。

地球本来就是一个平衡统一的世界。无论植物与植物，动物与动物，植物与动物，以及人与它们之间，皆保持着某种平衡关系。这种关系得以延续的关键就在于，其以食物链的形式存在，并相互依赖，协调发展。食物链的断裂，意味着整体环境素质的下降。

历史的教训告诉我们，人类发展必须和自然环境相协调，任何违背自然规律的行为都将受到大自然的惩罚。不顾后果的大工业所带来的“温室效应“就是最好的佐证。

只有尊重自然法则，才能保持人与自然环境的平衡，人类才可能减少疾病的发生；只有保护好我们赖以生存的大自然，人类的发展才能得以长久。

人与社会环境的协调 我们将我们身处的这个社会分为“大社会”和“小社会”。人都是生活在现实社会中的，没有一个人能脱离社会而存在，因此，自然会遇到人与人之间的关系问题。

（1）**大社会**：它是由国家的政治、经济、文化等元素构成的。包括政治信仰、道德标准、审美观念、人文景观及城市面貌、交通设施、经济往来等等。

每个生活在社会中的人都必须遵从“大社会”的基本运作方式，受到国家法律、法规和具体行为规范的约束。人的活动都应在这一范围内进行，并能够为人接受。也就是人与“大社会”相协调，包括人与国家政治大气候相协调，与公共道德标准、大众审美观念及生活方式保持一致。

人与“大社会”如果不能协调，其生存权利将会受到挑战。由此而产生的生理和心理压力将会大于一般人，而矛盾带来的冲击会导致一系列的不适应，心理学上称为社会适应不良。严重的社会适应不良可以导致心理障碍，甚至精神病。

（2）**小社会**：就像一个个的人体细胞，它由家庭、单位、学校等元素构成，拥有相对独立的结构和功能。我们的社会就是由千千万万个“小社会”组成的。

“小社会”是人生存的基础环境，并受“大社会”环境的制约。作为生活中的个体，人的行为方式必须与“小社会”环境相协调。在现实社会中，这一条并不易做到。原因是人的行为方式又与一个人的政治素养、社会理解能力、做人的态度、意志品质、心理素质有着密切的关系。这一复杂因素决定了我们各自的人生经历。不管是悲剧还是喜剧，也不管是轰轰烈烈还是平淡无奇，几乎在所有的文学作品中都反映了这一“小社会”的具体内容。因为它就在我们身边，容易为人理解和接受。

然而，在与“小社会”相统一的过程中，人们只能坚持自己的方向，根据自身的实际情况，摸索出一条适合自己发展的道路，才能避免社会发展带来的冲击。

别人成功的人生经历是无法复制的，我们只能作为参考。就好像穿着打扮一样，别人穿着好看的，你不一定合适，别人穿不进的鞋，也许你刚好合适。

（3）**人际关系**：人际关系系指社会人群中因交往而构成的相互联系的社会关系，包括亲属关系、朋友关系、学友（同学）关系、师生关系、雇佣关系、战友关系、同事及领导与被领导关系等。

在众多关系中，“家庭关系”问题是最值得我们重视的一种关系。俗话说 “家和万事兴”，良好的家庭关系，有利于提高家庭生活质素，有利于身心健康。

在中国，由于受传统文化及生活方式等的影响，人对家庭的依赖性很大，如果家庭内部发生矛盾冲突，受伤害最大的就是家庭成员。

如何处理好家庭关系，是一个极其复杂的问题。这里有几点建议，供读者参考：

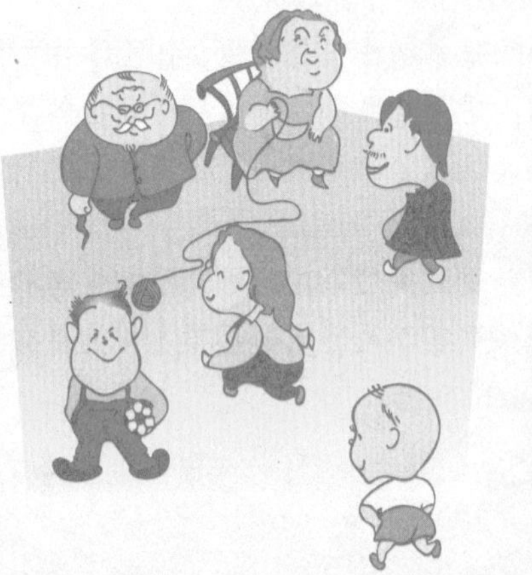

建立平等的成员关系，有利于巩固家庭。
发扬互助负责的精神，有利于团结家庭。
习惯聆听对方的倾诉，有利于化解矛盾。
多鼓励少批评，有利于增强生活的信心。
适当的休闲浪漫，有利于调节心身健康。

同事关系、同学关系等在人的生活中同样不可忽视。这种关系体现在相互理解、相互帮助、相互尊重的基础上。建立协调的同事关系、同学关系有利于事业发展。否则，将会造成当事人双方的心理伤害。

社会发展的影响

人脑的奇迹　回顾人类发展的历史，人类经过数十上百万年的发展，完成了从猿到人的进化过程。到距今约一万年前，人类在不断的创造、实践和积累过程中，不仅掌握了开荒耕作、饲养牲畜、兴修土木等技术，还创造了语言文字等。

在此基础上，人类在精神上更是突飞猛进，开始研究天文、地理、军事、政治、经济、文化等，强调团结合作，总结成败得失。可以说人类得以将地球上其他生物远远抛在后面，成为地球主宰的根本原因，就是精神世界的进步。

然而，人类并没有满足。近一百年来，人类更是将科学文明推向了高潮——计算机技术、航天技术、原子技术、生物遗传工程、通讯科技的高速发展等等。这一切彻底改变了人的生活方式及行为，这不能不说是一个奇迹。

毫不夸张地说，现代人早已在地球其他生物的眼中变成了“太空人”。归根到底，这都是人脑的功绩。

然而，事物总是相对的。人类社会在如此短促的时间内发生了巨大变化，伴随而来的负面问题也相应增加。据报道，全世界每年有八十多万人自杀。2001年，中国自杀人数达23万。可想而知，与心理因素相关的死亡数字更是不可估量。“当今世界上已死亡的人当中，有70%与各种精神折磨相关！”美国的一些心理学家是这样形容的。

随着科学技术的迅猛发展，人类社会正在急剧变化，人们面临的心理压力越来越大，导致精神心理方面的疾病迅速增长。

我们遇到的问题

我们所说的心理疾病，就是人的心理活动产生障碍，导致感知觉、情感、思维、行为、意志的不协调，引起人的注意障碍、记忆减退等的一类疾病。

要想清楚地认识心理疾病，我们必须先了解产生心理疾病的社会背景。导致心理疾病发生的因素多种多样，它的产生与人类生活的环境密切相关，包括社会背景、生活环境、人文关系，物理的、化学的，也有精神上的等等。

人类发展的过程和历史的现状是诱发心理疾病的最为重要的原因。历史的变革对人的陈旧思想观念产生巨大的冲击，动摇人的世界观，改变人的生活方式。不管你愿不愿意，同不同意，历史车轮都将滚滚向前。

近三十年来，中国在改革开放方针政策的指引下，各行各业力争上游，运用知识、技能、物力等各种资源全力竞争，推动社会以超乎寻常的速度向前发展—改革、兼并、重组、合资、转产、收购、破产、移民、下岗、再就业等新名词、新概念的出现，无一不对生活在这一伟大时代中的人产生深刻的影响。

在这一大潮冲击下，随之而来的是社会地位的改变、经济利益的分化。社会提倡的高效率、高技能、高强度，使工作变得越来越紧张，生活节奏变得越来越快。这种形势迫使我们不断学习、不断更新、不断开拓，需要我们节省时间、抓紧时间，甚至争分夺秒。

每一个社会中的人都能体验到时代的紧迫感、挤压感！

在这个躁动的变革时代中，人的心理早已不再像过去那样平静。无论是家庭关系还是社会关系，均发生了很大的变化。受功、名、利、欲的驱动，各种社会矛盾日渐尖锐，人际关系变得越来越紧张，生活、工作、学习变得越来越困难。

由此而产生的心理问题愈加普遍：各种明争暗斗、消极怠工、无故弃学、离婚、弃子、包二奶……甚至犯罪等问题应运而生，吸毒贩毒、抢劫杀人、敲诈勒索、贪污盗窃、行贿受贿、买官卖官、卖淫嫖娼等等，无一不在心理扭曲的过程中产生。

心理障碍已经成了我们前进道路中的绊脚石。社会发展不可忽视心理健康！

社会环境的急剧转变，使一部分人因此失去旧有的生活和工作环境，同时也使一些人受到刺激变得人心浮躁，如果不能及时疏导，进行有效的调整，就会形成心结，从而诱发心理疾病。

3. 抛弃你的旧观念

中国人对“神经病”、“疯子”这些词特别敏感、忌讳，对精神病患者特别鄙视和排斥。这种愚昧、陈腐的旧观念，不知道直接或者间接地害苦了多少人，酿成了多少人间悲剧。这种旧观念必须改变！

浑然不知，不予重视

在中国，人们对于身体疾病所反映的病情、症状，比如头痛、发热、乏力、食欲不振等等，有最直接、最具体的感受。而对于心理疾病，则远没有对躯体疾病的认识那么具体、清晰、透彻了。

随着我国经济的发展和国民文化水平的提高，在医疗保健方面，人人都称得上是半个医生，知道自己哪儿不舒服，哪儿出了毛病，如感冒、咳嗽、皮肤病、肠胃病、高血压、心脏病，甚至脑血管病，个个在行，一般小病不用上医院就可以自诊自疗了。

对于心理疾病，人们就没有那么容易理解和接受了。

有位嫉妒心很强的女性，工作上从来不让人，任务多了怪领导，任务少了怨同事。生活上见不得别人穿着打扮比自己好，一张口，言语就带“刺”。大家见了她就怕。亲朋好友怎么劝她也改不了。她自己也明知这样不对，却控制不住内心的“妒火”。最后单位进行“优化组合”的时候，没人要她，她成为了下岗人员。

她不知道，这其实就是心理疾病惹的祸。

事实上，只要有心理疾病患者存在的场合，就会给人无形的压力，会令人产生不愉快的情绪。而生活在他们身边的人，无论是家人，还是同学、同事等，生活质量都会因此而大打折扣。他们的存在使人说不清为什么总有那么多的不自在和不顺心。

人们习惯把各种心理异常仅仅看作是性格、修养、脾气等问题。即使我们身边有心理疾病患者，我们也很难一眼就看穿，有少数人看穿了，多数人也难以接受，多数人接受了，患者本人及其亲属也未必肯承认，更不用说接受心理咨询了。这就是心理咨询最大的障碍。

“心病”谁没有

有人说“心理疾病？没见过！”但它却不知不觉渗透到我们的身边。家里有人脾气古怪，我们把他归结于性格不好；单位的同事常常为鸡毛蒜皮的小事发牢骚，就认为他修养不好，忽略了他们的心理“病”了！

从本质上来讲，性格问题、脾气问题、修养问题就是心理障碍的表现。

数年前，有一位成绩一向很好的高三女生，由于学习压力过大，来我这里看心理咨询。我见她精神抑郁、情绪悲观失望，诊治完后，我为她开了两天的病假单，让她休息休息，先调整一下心态。

她把病假单交给老师，老师也不知道这算不算病，就转到校长那里。校长看了，不以为然，说：“抑郁症？我都有呀！这哪能算病？不批准！”

晚上，这个女生心灰意冷，一心想着自杀。她从宿舍冲向阳台，准备跳下去，幸好被冲凉回来的同学发现，抓住了她，否则后果不堪设想。

但是至此以后，她放弃了学业，连高考都没有参加。

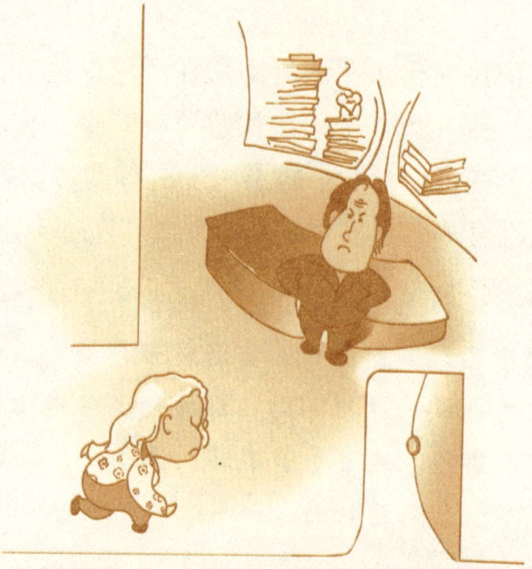

“抑郁症？我都有呀！ 这哪能算病？不批准！”

校长的无知和漫不经心，就这样误了这个女孩的一生。现实中，有多少人是抱着这位校长的这种心态和想法的？

在我们的生活中，有许多人患有心理障碍，甚至病得不轻，但却被一些虚幻的假象所蒙蔽，认为自己活得很好，根本没有病。家人也以为是“思想问题”，不必大惊小怪，更加没有必要进行治疗。

极力否认，刻意回避

人在其一生的几十年中，会遇到数不尽的事情，其中有许多就是导致心理疾病产生的根源。但这些事往往被人忽略。我们甚至会在潜意识里，刻意回避对自己不利的形势，就如受了轻伤的动物为了逃避猎食者的追捕，佯装健壮，奔跑自如一样。

有的人表面活得很快乐，但他真正的心情却很忧郁。他甚至可以天天在别人面前露出笑容，也许他正在为家里的事犯愁。他也许在外高谈阔论，可一回到家便寡言少语。

有的人告诉别人他活得很好，然而往往心中有事，时常胆颤心惊。有的人天天梦想着升职加薪，可幸运之神却总是与他擦肩而过，让他一肚子的怨气没法发泄。还有的人雄心勃勃，想创一番事业，可经过长年累月的艰辛，结果什么也得不到，内心压抑的体验只有他自己知道。

有的人事业顺利，生活似乎已经达到美满，却总感到生活好像缺了点什么。有人说他什么都不缺，仔细观察可以发现他整天空虚寂寞，似乎感觉人生已经走到了尽头。

有的人身体很好，什么病痛也没有，可总也睡不着，头脑中思潮起伏，浮想联翩。

还有人没有“烦恼”，却每天将注意力过分集中在身体上，总担心自己的身体出问题，担心自己患了“不治之症”。

以上种种都是日常生活中常见的心理矛盾。这些矛盾心理进一步发展，就会形成心结，产生心理疾病。

中国人喜欢说自己心脏有病、肺有病、肝有病、肾有病、胃有病等等，这病那病，如数家珍。这样说的目的是希望能够得到人们的同情、关心和帮助。

但是，中国人对心理疾病特别忌讳，一谈到心理疾病就感到恐慌，感到愤怒，认为是对自己的污辱，是骂自己“疯子”、“白痴”、“神经病”。许多病人拒绝就医，有的人甚至又哭又闹，家人、朋友生拉硬拽，也没有办法把他送来治疗。据卫生部调查显示，国民中六成以上被调查者将“精神病”与“神经病”混为一谈。

有位患者自杀了3次，意外获救，保住了性命。但当家人一定要带其看心理咨询的时候，她却说：“如果不逼我去看心理咨询，我以后就不自杀了。”那种夸张的表现令人哭笑不得。

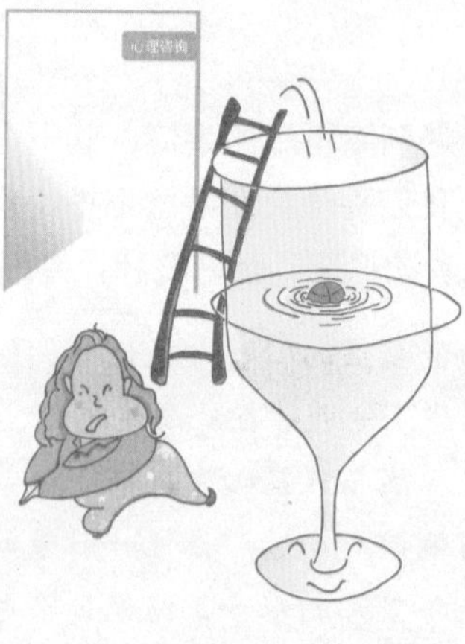

"如果不逼我去看心理咨询，　我以后就不自杀了。"

在心理咨询过程中，我发现有很多患者不愿意承认自己有"病"。即使所有诊断标准都符合，甚至拿着书，一条条跟他对证，但还是有不少人会摇头，否认"我有病"。

其实，心理疾病和其他躯体疾病一样也是一种病，而且十分普遍，每个人一生之中皆可能会患上。因此患了病，本不应害怕，其他人更不应歧视。但事实是，社会上确实存在恐惧和歧视心理疾病的现象。

为什么人们总是怕别人讲自己有心理病？为什么总是不愿承认"我有病"呢？承认了有何不好呢？

习惯思维，忽视心理

在临床中，经常可以见到那些心痛、胃痛、关节痛的患者，他们被疾病折磨得死去活来，等到真正为他们诊断清楚的时候，却怎么也不愿意承认是心理疾病这样的结果。有时，连医务工作者也会表示怀疑。这是我们对疾病认识不足的表现。

一位四十多岁的妇女，腹痛多年，总也治不好。于是到某大医院找胃肠专家教授诊治。在多次动员后，她做了胃大部切除，术后腹痛症状却依然不减。此后两年，她又先后做了3次手术，胆囊、阑尾、子宫等附件统统"下岗"。她想，这下应该没事了吧？

然而，症状依然顽固地纠缠着她，没有丝毫好转。这前后她花费了二十几万，背上了沉重的债务。

她写好了遗嘱，在床上躺了两年，心灰意冷地等死。

她见到我的第一句话是：“医生，我是来试试的。”

经过询问才知道，她的宝贝儿子正在吸毒。我敏感地意识到，这才是她的病根所在。

她患了隐匿性抑郁症，经过系统治疗，她的病奇迹般地好了。

人们习惯认为，哪儿不舒服哪儿就有病，比如“心口痛、心慌、心跳”，就是心脏病；“胃痛”就必定是“胃病”……事实并非尽然，如失恋、受到惊吓也会引起心痛、心慌、心跳；生气、紧张也会胃痛、胃胀、吃不下饭。由于人们的观念没有改变，等到真的病了，头脑中自觉或不自觉就将心理疾病这一概念忘了。

俗话说：“头痛医头，脚痛医脚”。从生物医学的角度来说，哪儿有病，哪儿就痛，哪儿就不舒服，这是很正常的、符合逻辑的规律，也是人们一般的常识。但是，如果反过来推理，认为哪儿痛，就必定哪儿有病，那就未必正确了。

临床工作中，许多心理医生发现心理疾病最容易被误诊的症状就是“疼痛”。由于大众缺乏心理医学常识，认为“哪儿痛，哪儿就有病”，但依此方法治疗却怎么也医不好，以至于有的医务工作者将那些看上去像躯体疾病，实质为心理疾病的怪现象当作“疑难怪病”看待。

为什么会出现这种现象呢？

一方面，大家一心只想诉说自己的病情症状，有意无意地把精神心理状况掩盖起来。一种是以为自己的精神心理状态与疾病无关；另一种则认为精神心理属于个人或家庭的隐私，不便启齿。

另一方面，由于我国医学教学体制的原因，生物医学与心理医学互相脱节，加上我国心理医学起步较晚，各科医生都只限于本科的专业范围内打圈圈，注意力完全集中在躯体局部组织器官上。许多医务工作者，接受的主要是生物医学教育，所以对心理医学不甚了解。即便各种检查手段都查不出问题，也不会注意到患者疾病的心理诱因。这就不可避免地发生一些误诊。

其实，心理疾病种类很多，特别是感知觉障碍类的心理疾病表现奇特。通常患者感觉身体某部位痛，病症的根源却不在痛的部位，但由于我们对心理疾病缺乏了解，结果把许多本来应该属于心理疾病的，误作为躯体疾病处理了。

当患者经过系统检查未发现明显的病变异常，或经过一段时间相关治疗之后，又没有显著改善，在这种情况下，我们就有理由从心理疾病方面进行考虑。

感知觉方面的心理疾病，多归属于神经症范畴，以躯体形式障碍、焦虑症为主。另外，还包括一部分隐匿性抑郁症。

15年来，我在心理咨询门诊中，看到了许多令人心痛的事，特别是金钱的浪费。我详细调查过，一个心理疾病患者起码要花几个月，甚至几年的时间，才能找到"对症"的治疗途径。

由于久治不愈，无法解除苦痛，相当一部分患者转投社会上的游医、巫医、神医及江湖骗子。他们将心理疾病说成是"鬼神附身"，故弄玄虚，令患者及其家属围着他们的"指挥棒"转，以谋取不义之财。

更新观念，提高认识

一般群众及部分医务人员依然还是按过去的思路想问题，甚至单纯地认为"健康就是身体没有病"。这肯定是不正确的。

世界卫生组织经过长期以来的调查研究，发现健康不仅局限于生物源性的范围，还与社会、心理密不可分，并及时提出了"生物、社会、心理"的健康三要素，同时据此对健康的定义做了修正，认为 "健康不仅指躯体没有残缺和病痛，还必须有完整的生理、心理状态和良好的社会适应性。"

简而言之，躯体会患病，心理同样也会患病，仅仅只是身体健康的人还不能算是健康人。

在这里，我想说一下20世纪末问世的一种新药的故事："百忧解"现象。

"百忧解"是一种抗抑郁药，也即是千百年来传说中的"开心药"。服用此药可以缓解人的紧张焦虑和忧郁情绪。它的诞生和其产生的药效使得世人眼前一亮，并成为媒介追捧的"明星"。问世10个月销售额竟然达二十多亿美元。

一个小小的药品何以产生如此大的共鸣，何以能创造如此巨大的财富？个中原因耐人寻味。

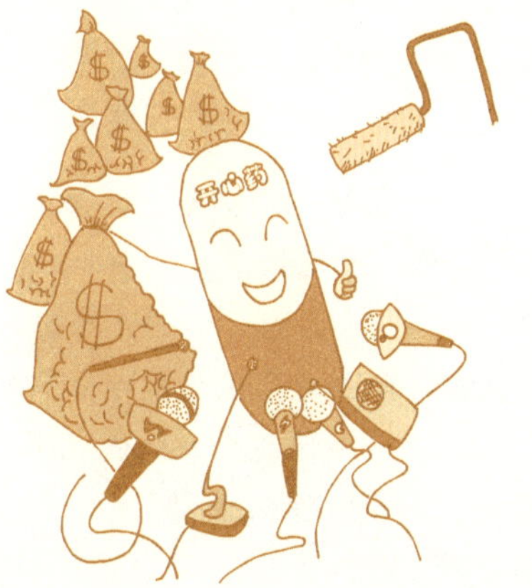

“百忧解”是一种抗抑郁药， 即千百年来传说中的“开心药”。

在一些发达国家，人们对心理疾病很重视。患心理疾病被看作是很正常的事情。如果有了心理问题，人们也很乐意去看心理医生，认为这是一件非常开心愉快的事，经过医生的心理治疗可释放压力，心情轻松，是莫大的享受。

但是，中国人最忌讳说心理有病。就算在心理咨询门诊，许多患者要开口说出“我有病”这三个字，会浑身不自在，面红出汗，表情僵硬，眼神惊异，表现出一种恐惧的心态。这完全是因为对心理疾病的误解所造成的。

我认为这种不正常的状况，与我国的国情和经济文化背景有关。

不知道从什么时候开始，心理疾病就给人们留下了极其可怕的印象。它不但让人联想到胡言乱语、又脏又臭、打人骂人、流浪的疯子，还让人怀疑你的家人和你的后代会不会也有问题。“有遗传性，难治愈”，我想谁也难以接受。但其实这是人们受传统观念的影响和出于对心理疾病的无知所产生的误解。事实是，心理疾病绝大多数与遗传无直接关系且并非难治。

不论年龄、出身贵贱，也不分性别、地位、职业，甚至不论性格，人们在生活中所遇到的每一矛盾，无不对其心理产生影响，而且也都潜伏着诱发心理疾病的危机。

人是由躯体和精神组成的，就像电视一样，由电视机和电视节目两方面组成。电视会坏，电视节目同样也会有问题。人也一样，躯体会患病，心理也会患病，这是很正常的现象，没有什么值得奇怪。躯体患了病就称躯体疾病，而心理出了问题就称心理疾病了。

需要说明的是，心理障碍是各种各样的，表现不同，轻重不一。轻则影响个人情绪、心态，叫心理问题。重则影响到自身的生活、学习、工作，这就构成了心理疾病。而那些严重到威胁到自身生命，或者丧失了行为能力的人，就属于精神病的范畴了。

2002年春天，我到澳洲参加一个抑郁症培训班，西澳洲大学心理学教授杰夫·来利指出，每5个心口痛的患者中，只有1个属于心脏病，其余4个则是属于心理疾病。

而在我国，去医院看心脏科的人与心理咨询科的人相比大约是25∶1。

可见，人们对心理疾病的认识，东西方存在的差异有多大。

我认为造成这一差异的原因，并非我国患心脏病的比率远远高于心理疾病，而是因为大家对心理疾病缺乏了解所致。因此不管什么原因引起，只要是“心痛”，肯定就冲着心脏科奔去；只要是胃痛，绝不会到其他科就诊 ；只要是关节痛，也必定会到相应医疗部门就医。这本无可厚非，我只是告诉人们如果您在相关科室反复诊治，服了对症的药物，却丝毫没有改善，或者也没有好转的迹象，请回过头来想一想患病的因素。

2003年10月10日，卫生部疾病控制司与中国疾病预防控制中心通报，在我国重度精神病患者中，接受治疗者仅占总数的1/5，而抑郁障碍的“未治率”高达95%。调查中，听说过精神分裂症、抑郁症、焦虑症名称的人，分别为80.8%、51.9%、36.6%。在认识到紧张恐惧可能与心理问题有关的人中，认为应该去看精神科医生或心理医生的不足一半。这组数字与我们当今高速发展的经济是多么不相衬啊！

按国际卫生组织颁布的疾病普查，在欧美国家中，每100人中当月就有5～8人患心理疾病。如果我们按国际卫生组织颁布的数据推算，以我所在的广东省中山市为例，中山市本地常住人口，再加上外来暂住人口一共有300万，中山市每个月大约就有10万人罹患心理疾病；而全国，按13亿人口计算，估计就有6千万人以上。

事实上，大量的心理疾病患者却并不知情，更不知道这类病可以医治，还有药物治疗。他们没能得到合理的医治，不是因为科学技术，而是“惨败“在陈旧观念之下。的确可悲啊！

心理疾病是现代人身心健康的大敌，它的发病率是如此之高，患病人群是如此之多，已经到了不容忽视的程度。这种状况应该引起全社会的重视。我们应该大力宣传，提高社会大众对于心理疾病的认识，使人们能够树立正确的心理健康观念，学会正确对待心理疾病。

二、察颜观色辨心结

一个心理医生，15年接诊13万人次，远在欧美等地的华侨也慕名前来就诊。有人说这是个奇迹。其实我只不过是在工作实践中，总结出了一套心结辨症法，使我的诊断更便捷准确罢了。

1.我非巫师，也没用迷魂术

心理疾病患者之所以那么信任我，并非像有人传说的那样“甘医生像个巫师，会用迷魂术吸引病人……”，而是因为我有扎实的医药学知识基础和丰富的人生经历，以及对中国人的心理及心理疾病有较为深入的研究。

“专家”不一定懂心理

现代心理医学是从国外引进的一门全新的医学科学，它具有一定的西方文化背景，其科学的论据及运用方法也多是建立在此基础上，这与我们有着五千年文化背景的中国国情有所不同。因此，即使你能把心理学的理论、法则倒背如流，也并不代表你就能为中国的心理疾病患者解决实际问题，所以才会出现某些心理学“专家”不懂运用心理知识治疗疾病这样的现象。

西方人性格多为开放型，强调个人的内心感受，注重思想的自由表达，因此在反映心理活动的过程中，他们总是力求倾诉完全。

东方人则较为含蓄，特别是中国人。“说话转个弯”、“做事绕个圈”自是长辈们教育下一辈的锦言，“祸从口出”更是对人们直抒内心情感的警示。从古至今，无数的文学作品，甚至医学书籍中都透露出这种信息。有人讲出了与社会不相一致的东西就会为人耻笑。因此，在外人面前表达真情实感，似乎也成了一种“坏事”。这种思想也影响了人们正确对待心理问题、心理疾病。

正因为如此，大部分人都会自觉或不自觉地隐藏内心活动。这样一来人们相互之间在这方面的理解和认识就变得困难。有位抑郁症患者从来没有告诉任何人自己的病情，在压低声音小心翼翼地说出自己的病情后，忧心忡忡地问：“医生，你以前见过这种病吗？是不是只有我一个人有？”令人哭笑不得。

对心理疾病的不认识、不理解，从而造成患者不自觉地乱投医的事例比比皆是。而更可悲的是，许多医务工作者也不能正确对待，只要患者否认，自己就不敢再坚持自己的判断，生怕得罪了人。事实上，在临床工作中确有这样的怪事发生。

有位医生告诉我，她曾经介绍一位长期医治无效并伴有明显抑郁症状的患者来找我，当那位患者听说是劝其看心理咨询门诊后，当即大为不悦，并到医院办公室投诉："她侮辱我！"

这位医生因此受到了批评。此后，她接受教训，再遇到心理疾病的怀疑个案，就不轻易开口了。

一件本来很好的事，就这样变成了一件坏事，这种不愉快的感受确实让人心痛。因此，医务工作者"多一事不如少一事"也成了心理疾病患者就诊的一道无形屏障。

我感到悲哀：现实中有多少患者因此而错过了及时获得诊治的机会和最佳的治疗时间，甚至为此付出了生命的代价啊！

我认为，对于这些不正确的思维形式和错误观念所表现出来的东西，就是文化背景所引起的误会。

基于中国的实际情况，在临床工作中我们就不能仅仅依赖于运用常规的心理诊断方法，更不能一味等待，期望患者自己会明白过来，再来寻求心理帮助。

有鉴于此，我们有必要从源头上研究中国心理疾病的特征，寻找一套适合我国国情和文化背景的心理疾病诊断和治疗方法，使那些患了心理疾病却不自知，或不愿面对心理疾病的病人及其家属能够有所认识和乐于接受，使临床医务工作者在诊治过程中多一套思维方式，避免人为因素造成的误诊和失治。

去伪存真，细心辨别

在国外，心理疾病患者看医生时的主诉通常是直截了当的，如 "我近来心情不好"、"我感觉很烦躁"、"我的经济出了问题"、"我的丈夫有外遇"、"没有人对我好"……这样就很容易引起医生的警惕，让医生很容易入手。

而在中国，我们发现心理疾病患者的主诉却完全不是这样。他们通常这样说，"我经常失眠、头痛"、"我心口痛"、"我吃不下饭"、"我喘不过气"、"我的手发麻了"、"我头昏得不行"……根本与心理不沾边。甚至还有相当多的人就诊时直接使用医学名词或俗语，如"我患了神经衰弱"、"我的植物神经紊乱了"、"我是更年期综合征"、"我是慢性咽喉炎"、"我有心肌劳损"……患者这样主诉病情，是希望医生能"快刀斩乱麻”马上为其看好病，而医生们听了这样的话以后通常也就不再过多考虑，或不想再考虑其他情况，只顾开药就算了。这就是误导产生的根源。

心理疾病属于精神方面的疾病，它与躯体疾病的概念完全不同。所以，用现代医学诊断躯体疾病的一套方法，如量体温、测血压、化验、X光透视、B超、核磁共振等等手段，不能够直接辨别和诊断心理疾病。

心理疾病的表现复杂多变、飘忽不定，令人难以捉摸，表面看它既像这种病，又像那种病，这给诊断带来很大的困难。

诊断一个症状或一组症候是不是心理疾病，不仅要系统全面认识人的统一性，了解心理疾病的致病特征，还必须理解心理疾病与躯体疾病的相互关系。同时，还要求我们必须全面认识心理疾病的表现，结合各种检查和器械的诊断结果，以及理解常用的专业术语的含义，并从中去伪存真，分离出真实的诊断结果。那么我们在诊断治疗上就会少走一些弯路。

从千年遗产中汲取营养

中医是我们民族文化的宝贵遗产，汇聚了几千年临床实践经验。中医发展至今仍具有相当的生命力，其主要原因是其理论体系与现代生物医学有着本质的区别。它们之间既有相通性，也有互补性。

许多深入细致的问题中医看不到，现代生物医学能做出具体回答；而一些现代生物医学无法解释的现象，用中医理论却能圆通。

研究心理学和心理疾病，从事心理咨询和心理疾病的防治工作，不能不懂《易经》和中医理论。

专家们认为中国医学植根于《周易》。最早的中医理论书籍《内经》就是汲取了《周易》的精华，运用阴阳五行学说系统地阐述了人与自然、人与社会，及人体各组织器官之间的相互协调关系。

它的主要内容包括三个方面：

（1）人与自然、社会相统一的整体观，也即是“天人合一”。

（2）在这一整体中无时不在的运动观，如“阴阳五行”中阴阳的相互作用，五行的相生相克，“气论学说”的升降理论等，认为季节气候、血气流动、情志周转、新陈代谢等等的循环往复，无不在运动中产生。

（3）建立在整体观、运动观基础上的相对平衡观，而“阴阳平衡”就是其精华所在。就人而言，无论是自然界的阴阳平衡失调、社会生活的阴阳平衡失调，还是自身的阴阳平衡失调，均会导致机能紊乱，都是疾病产生的重要因素。

基于以上理论，可以说中医学在宏观面上包罗了所有的病症，因此从理论而言，几乎没有中医找不到的病症，包括心理疾病。

早在几千年前的著名古医书《内经》上，就已从心理学的角度描述了人的统一性，其表现的特点就是形神统一。

中医“五神藏”理论言：“心藏神，肺藏魄，肝藏魂，脾藏意，肾藏志”（《素问・宣明五气篇》），其全篇内容充分阐述了“心”、“神”两者之间的作用与反作用的病理关系，认为脏腑功能活动是心理活动的基础，心理活动又主宰、制约、影响着生理活动。

所以，心理状况可以导致脏腑病变，脏腑病变同样可以产生心神异常。

在我们认识心理疾病的过程中，回顾中医学理论基础，深入了解疾病发生发展的历史，学习前人的思想精髓，能够起到承前启后的作用，有着积极的意义。

通过近两千年的发展，中国的传统医学总结了一套自己的医学思想。对心理医学做出的贡献主要有以下几方面：

（1）从中国传统文化的角度，认识心理疾病的机理；

（2）对部分心理疾病进行了分类定名；

（3）提出了一套望、闻、问、切的诊断和鉴别方法；

（4）研究出一些心理疏导与中药治疗的方法。如养心安神的甘麦大枣汤，疏肝解郁的柴胡疏肝汤，平肝泻火的龙胆泻肝汤，祛风镇定的镇肝熄风汤等等，这些方法至今广为人们接受。

在心理咨询中，相当一部分心理疾病患者，希望心理医生能够用传统医学的观点，对疾病进行解释，如肝郁气滞等。这样他们会更容易理解。

许多患者拒绝西药的治疗，主动提出要用服用中药进行治疗。因为他们认为中药没有副作用。

我想说的是，由于种种历史原因，中医心理学与其他学科相比，发展明显滞后。就目前中医对心理疾病的认识和治疗效果而言，还不足以和现代医学相提并论。因此，目前还不能够对中医在心理疾病的治疗方面产生的作用，抱过高的期望。

古籍中早有心理疾病的描述

《内经·灵枢·本神篇》说："心气虚则悲，实则笑不休"、"肝气虚则恐，实则怒"。《内经·素问·举痛论》也说："怒则气上，喜则气缓，悲则气消，恐则气下，寒则气收，惊则气乱，思则气结"。这些描述阐明了各种情绪的发生与机体功能的关系。

《内经》不但注意脏腑失调对心理平衡的影响，还强调社会因素对躯体的干扰，如《素问·疏五过论》篇中说："尝贵后贱，虽不中邪，病从内生，名曰脱营，尝富后贫，名曰失精，五气留连，病有所并，医工诊之，不在藏腑，不变躯形，诊之而疑，不知病名。身体日减，气虚无精，病深无气，洒洒然时惊，病深者，以其外耗于卫，内夺于荣。"这充分展示了导致疾病的复杂因素，因而得出"精神内伤，身必败亡"的论断。

在当今社会，特别是近年来发生世界"金融危机"之后，"尝富而后贫，其心乱也！"之人，随处可见，由此也能说明，人们所患的各种古怪病症就是心理疾病。

在心理治疗上《内经》还提出了情激治疗法。《素问·阴阳应象大论》说："怒伤肝，悲胜怒；喜伤心，恐胜喜；思伤脾，怒胜思；忧伤肺，喜胜忧；恐伤肾，思胜恐。"两千多年前，古人就能够将心理与躯体的关系说得如此清楚，单从这一点就可见中医学理论的博大精深了。

其后，在《内经》的基础上，经过历代医家的挖掘，使中医理论更加系统。至清代，无论是"阴阳五行"、"气化学说"，还是"脏腑理论"都已发挥得淋漓尽致。

然而，不管哪一门名家理论都无一例外地继承了中医的统一、运动、平衡这三大观点，都充分论述了人与自然、社会密不可分的"三维"关系。许多医家强调机能的协调合作，认为机能紊乱是导致疾病发生的根源，任何疾病都不可能脱离这一理论而独立存在。

反观现代生物医学发展历程，主要是以具体事物的研究为主导，强调数量、形态的变化，采取"一分为二"的操作规程，将事物层层剥离。由躯体解剖到组织结构，由组织结构到细胞形态，由细胞形态到染色体，由染色体到DNA等等，直到分无可分为止。就其精确度而言，中医学无法与之相比。

然而事物总是相对的，正因为现代生物医学达到了如此高的境界，反而限制了它的视野，往往将注意力集中在一个点上，忽视了宏观的综合思考，给人以"头痛医头，脚痛医脚"的感觉。比如，"心痛"、"心慌"、"心跳"就只注意心脏，"腹痛作呕"就只注意肠胃，尿频尿急就只注意肾脏或尿道，"头痛"、"头晕"、"头昏"就只注意大脑等等。

几种中医病名的现代观点

百合病 关于百合病的记载，始见于东汉末年张仲景所著的《伤寒杂病论》一书。如“百合狐惑阴阳毒脉症并治篇”说：“百合病者，百脉一宗，悉致其病也。”可见，百合病的名称概念，是根据其多经脉病变特征而来的。因人有百脉，同出一源，源病则百脉皆病，故取百合病名。

其中，“一源”所指的当然是大脑及其功能精神了。因此，百合病是泛指一类精神恍惚、饮食和行动失常、口苦、尿赤、脉微数等，全身机能紊乱的疾病。主要由体虚不复、情志刺激而产生。

《伤寒杂病论》对其症状做了细腻描述：“百合病者，……意欲食，复不能食，常默默，欲卧不能卧，欲行不能行，欲饮食或有美时，或有不用闻食臭时，如寒无寒，如热无热，口苦，小便赤，诸药不能治，得药则剧吐利；如有神灵者，身形如和，其脉微数。”

这就类似我们今天常见的广泛性焦虑症。

郁症 《医经溯洄集》曰：“郁者，滞而不通之义。”而“郁症”的概念，是元代至明清时期的医家根据其情志不舒、气机郁结，“不得发越”的病理特点，产生的一类与“郁”密切相关的症候群进行归纳的正式拟用病名。

其代表医家朱丹溪认为：“凡六淫七情劳役太过，必使所属脏器功能失调，当升者不升，当降者不降，终日犯及脾胃，中气必为之先郁。”

在症状分型上《丹溪心法》更进一步指出：“气郁者，胸胁痛，脉沉涩。湿郁者，周身走痛，或关节痛，遇阴寒则发，脉沉细。痰郁者，动则喘，寸口脉沉滑。热郁者，闷瞀，小便赤，脉沉数。血郁者，四肢无力，能食，便红，脉沉。食郁者，嗳酸，腹饱不能食，人迎脉平和，寸口脉紧盛者是也。”

总之，无论“郁症”的症状表现多么繁杂，但综合历代医家的学说内容，是以心情抑郁，情绪不宁，胸闷心悸，胁腹胀满，焦虑紧张，寐后多梦，悲伤欲哭，或咽中如物梗塞等为其症状特点。这些描述均符合心理疾病中的抑郁症范畴。

脏躁 早在东汉时期，即有了“脏躁”的病名记载。医圣张仲景在其所著的《金匮要略·妇人杂病脉证并治》篇中指出：“妇人脏躁，喜悲伤，欲哭，象如神灵所作，数欠伸……”。

经后世医家的总结，其机理有三方面因素：

①阴血不足，风火扰神；

②七情伤郁，燥扰心神；

③阴虚火乘，诸脏失养。

辨别症型大致符合更年期精神病一类的状态。

奔豚气　"奔豚气"病名最早见于《黄帝内经》和《难经》。如《灵枢·邪气脏腑病形篇》曰："肾脉急甚为骨癫疾，微急为沉厥奔豚。"《难经·五十六难》曰："肾之积，名曰奔豚，发于少腹，上至心下，若豚状……"《说文》释曰："奔，走也。"《辞源》谓豚为"小猪"。古人用形象的比拟手法，将病者自觉有水气上冲胸咽部的症状比作急窜奔走的小猪，揭示了病症的特征。

《伤寒杂病论》记有："腹痛，往来寒热、发作欲死、复还止。"把患者一会儿腹痛，一会儿发热、发冷，一会儿惊恐万分，但即时又恢复正常的焦虑惊恐状态清楚表达。

《诸病源候论》记有："心中踊踊，如事所惊，如人所恐，食欲辄呕气满，胸中狂疑不定，妄言妄见。""心下烦乱不欲闻人声，休作有时，乍瘥乍极，吸吸短气，手足厥逆，内烦结痛，温温欲呕，此忧思贲豚之状，诊其脉来触祝触祝者……"均系统表述了人在焦虑担忧心境下，坐立不安，喘息不宁的精神状况，与心理医学中的惊恐障碍相似。

梅核气　《古今医鉴》说："梅核气者，窒于咽喉之间，咯之不出，咽之不下，核之状者是也。"梅核本是植物的果核，而以梅核气相称，自是泛指咽中本无物，而患者自觉有明显阻塞感。

此病多发于妇女，医家多认为与情志关系密切。与耳鼻喉科的舌咽神经官能症相同，也与心理疾病中的癔病性神经症相似。

由以上古代医家描述的5种疑难怪病来看，其病机皆是机能紊乱所致，主要与精神心理因素有关，并且分别从精神心理及躯体两方面进行了系统阐述，为今人探索这类疾病留下了宝贵资料，不能不说是中医学的一大贡献。

这5种病症与现代精神心理医学中的一些病症做比较，不难发现与"焦虑性神经症"、"抑郁性神经症"、"隐匿性抑郁症"、"癔病性神经症"、"更年期精神病"、"惊恐障碍"极相似。

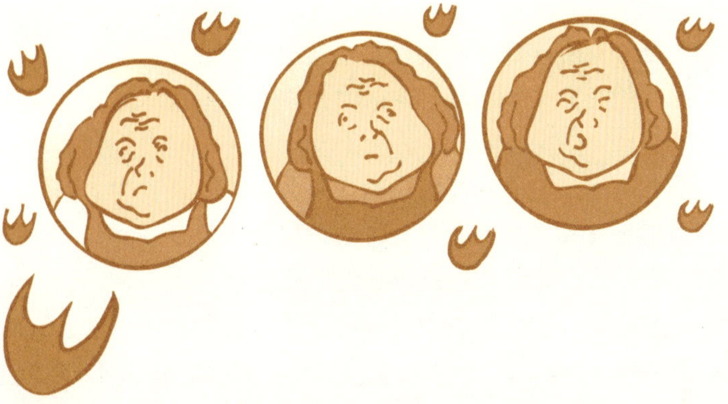

临床工作中，我们听到许多心理疾病患者得到的中医诊断如下：

（1）“肾虚”：真相是整体机能失调；

（2）“肝胆火旺”：意义是交感神经功能亢进；

（3）“心血绊”：主要是情急乱引起的惊恐；

（4）“肺气不足”：是情感低落；

（5）“肝郁气滞”：是焦虑的表现。

如果我们的思维倾向于这些辨症，而治疗上又不能获得良好效果，应当引起注意，可以从心理疾病方面考虑考虑。

我努力，所以我成功

在这里，我愿意用短短几页的篇幅坦率地解剖一下自己：一来让大众读者能够对我有所了解，从而接受我的工作和我的书；二来也将自己当作一个标本或镜子，冀盼有助同行们于万一。

心理咨询是一种极具挑战性的职业。在咨询的过程中，心理医生必然会经历许多毕生难忘的事件，并在他的思想中掀起波澜。无论是时髦的、惊险的、悲伤的、痛苦的、无聊的，还是抑郁的、焦虑的、固执的、偏激的、古怪的、惊喜的，甚至是刺激的、夸张的、超现实的、疯狂的，可以说只要是文学上能够找到的描述情感思维的词语，都能让人细细咀嚼，个中的酸甜苦辣将伴随我的一生。

心理咨询是一种理解、一种劝慰、一种引导、一种阐释。在人与人交往的过程中，它对我个人情感的煎熬比我对疾病本身的看法更难对付。我必须克服自身的心理障碍，用哲人的理性思维、医生的专业知识和演员的技艺出现在诊室里，对着症状表现无奇不有的患者，进入角色。

心理医生的服务对象是各色各样的心理障碍人群。心理咨询的目的是对患者进行心理指导，帮助患者疏泄不良的情绪，并对各种病理现象进行再三解释。这需要心理医生具有良好的耐心、沉着冷静的自制能力和坚强不屈的意志力。

从1994年我开设心理咨询门诊至今已有15年了，这期间经历了无数风风雨雨的考验。一开始感到很刺激、很兴奋，随之而来的就是迷茫、懊恼。什么样的酸甜苦辣未尝过？

时下，心理医生确是个十分时髦而好听的名字。但我敢说这个行业也是世界上最令人苦恼和困惑的职业。因为心理医生面对的是绝无雷同的精神世界，而且是一个不为一般人所理解的扭曲状态，时间长了自身同样也会“感染”，受到伤害。总之，作为心理医生，一天到晚都交杂体验着辛酸和苦辣，要用自己的精神意志，排除干扰，战胜自我，与各种各样不正常的心态做斗争

我作为一个普通的心理医生，凭着自己坚定的信念、百折不挠的精神，摸着石头过河，十几年如一日，坚持不懈，终于摸索出一条适合国情现实的心理咨询发展的路子，并在该领域做出了点成绩。反思自己走过的路，我成功，我靠的是什么？

丰富的人生经验　人生经验是心理医生必备的“魔杖”。有的心理医生一眼就能看穿问题的实质，不是碰巧，而是经验。

作为心理医生，没有丰富的人生经验是很难体会别人的心情的。坎坷的成长历程，自是我的人生宝典。我受到抢劫、诈骗的经历，令我体会到内心的恐惧与无奈，从而促使我同情那些与我有过同样遭遇的人；我的临时工生涯，使我不会鄙视挣扎在社会底层的人们，他们的苦与乐尽在我心中；作为城市老移民的我，同样关注新移民的衣食住行，他们对社会的贡献令我钦佩。在我的生活中，在我的亲人中，在我的朋友中，学业受挫、生意失败、家庭矛盾、婚姻破裂、意外伤害……那种苦、那种痛，我都能感同身受。

所以在心理咨询门诊，就诊者信任我，道理尽在其中。

患了抑郁症的李姨，熬了两年才找到我，要我帮她治疗“胃病”。我花了一个月时间帮她消除了症状，并嘱咐她再坚持治疗两个月就可以减药了。

她不耐烦地问：“那还要多长时间才能治好？”

凭经验，从她的话语中我听出了问题。

我不动声色地问：“是不是你找到了比我快的治疗方法？”

她点头。

我单刀直入：“有人叫你不要服药，他会帮你很快治好？”

她奇怪地问：“你怎么知道？”

我说：“他一定有一种好药，包你治好。”

她笑了，点头承认。

我警告她：“什么都可以信，就是不要把钱拿出来，好吗？”

一周之后她来复诊，兴奋地说：“还是你说得对，两个人买了，就我没有。”

“什么东西？”

“玻璃做的神丹。”

“多少钱？”

“1200”，她答道。

好家伙！所谓“趁你病，要你命”就是这种了。几颗玻璃珠，就要一千多，真是骗你没商量啊！这些乘人之危的骗子也太缺德了，可社会上有些人也太轻信易骗了。

经此一事，李姨长心眼了，对我也倍加信任，遇到什么事她也先来打个招呼。其实我也不是会算命。她治了两年都没什么起色，忽然有了奇迹，那才怪。我相信：一个历来走正路的人，突然拐到歪路上去，肯定遇邪。这也是我的人生经验。

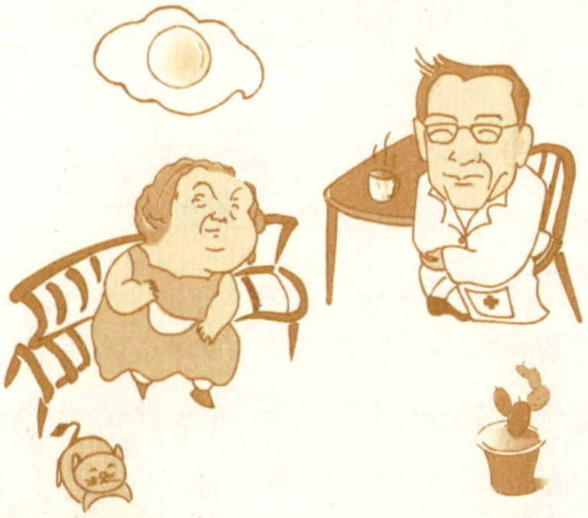

“什么东西？”“玻璃做的神丹。”

广博的知识面 广博的知识面是心理医生开启患者心灵的“锁匙”，它包括社会交往、业余爱好、专业知识。

自幼就需要团结才能正常生活，使我懂得了人际交往的重要性。从事过多种工作的经历，也使我认识到什么叫“自力更生”。多年的补习班教会了我怎么样进行学习和应付考试。这些书本上没有的社会知识就是这样从人生路上一点一滴汲取来的。社会知识的积累不完全是自己得来的，许多时候还必须采取主动学习的态度。在大学期间，我的嗜好很多，对什么都有兴趣、都想学——无论弹吉它、吹号、唱歌、书法、画画、演讲，还是跳交际舞、打球甚至于打麻将，都有我的份。不管当时有没有用，但在我从事心理咨询这个行业后，它确实帮了我的大忙，帮了广大患者的大忙。

我大学读的是中医专业，可我的一年实习却有8个月被安排在了外科，虽然我的外科梦没有实现，但知识真的流进了我的血里。毕业后6年在病房门诊的轮转，使我的中西医内科知识结构得到进一步的完善。使我对临床各科的心理疾病患者和表现有了更深的理解。

吸引病人的策略 心理疾病的高发病率与畸低的就诊比例形成了鲜明的对比，由此而导致了许多医院的心理咨询门诊门庭冷落。开诊之初，我的心理咨询门诊也不例外。巧妇难为无米之炊呀！如何跨过这道坎，打开心理咨询工作的局面呢？这是我一开始就遇到的问题，我想也是同行们都会遇到的问题。

1994年4月1日，是我们医院“心理咨询”门诊正式挂牌的日子。我想牌子一挂，求医者就会蜂拥而至。事实是，牌子挂了10天，竟然没有一个人来就诊。

人一拨一拨从诊室门前走过，却没有一个进来。不时，还听到有人指指点点议论，甚至掩嘴窃笑。

有医院的同事问：“这是什么玩意？怎么会摆到医院里面来了？”

“这是看病还是谈心？”

“我今天好闷啊？你帮我聊聊啦？”

“哇！你的日子就好过了，上班不用看病，和人聊天就行了，多舒服啊！”

我很沮丧。真想不通，这么一件有益社会、有益医院的好事，为什么会得不到人们的认同和支持，反而还惹来这么多冷嘲热讽。

开诊10天后情况依然没有好转。一天就只有一两个人光顾，而且还大有水分。有人甚至把心理咨询当成了一般咨询台。比如问自己的病应该看哪个科；看化验单有没有问题；找哪位医生做手术最好；这药有没有副作用、有什么副作用等等。

真让人受不了！得好好想想办法，不然的话，我不仅当不成心理医生，反而早晚非把自个憋成心理病人不可。

我琢磨："如何用大众乐于接受的方式，把潜在的患者引导到我的心理咨询门诊来呢？"

经过细致考虑，最后我把我的接诊范围列了五条：

（1）失眠症；

（2）神经衰弱；

（3）焦虑抑郁；

（4）精神障碍；

（5）疑难怪病。

我把这几条做成广告词在门诊贴出来。我的目的是很明确的：

首先，几乎所有的心理疾病患者都有失眠现象。因此，撒开一张大网，寄望人们能借此来看心理咨询。

第二，我考虑大部分心理疾病患者，在其他临床各科基本上是被带上了"神经衰弱"的帽子。虽然，我国的精神医学诊断上还保留着这个诊断名字，实际上国际上和我国的一般心理精神科医生已经不用了。但我还必须尊重，或者屈服于大众意识。希望这部分患者能够来我这里看病。

第三，焦虑抑郁的人无处不在，不管他们算不算病，来了再说。

第四，如果有部分早期或者轻度的精神障碍患者来诊更好，这样可以补充部分病源。

第五，如果上面四条均没有人明白，那么凡是总也治不好的疑难怪病，也想试一试。

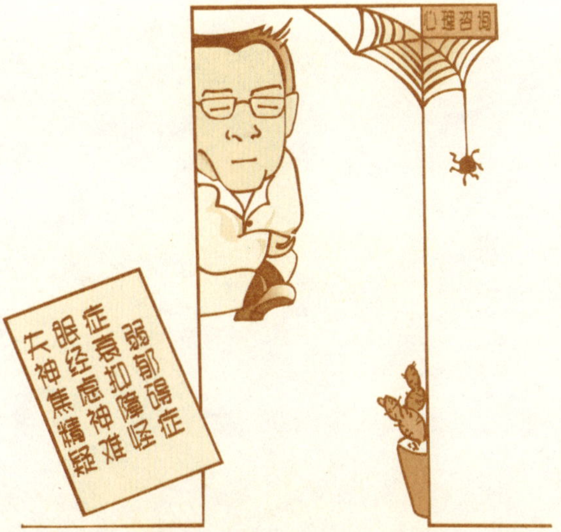

经过一番努力，才逐渐让一部分患者接受心理咨询。许多患者经过我的精心治疗，取得了良好的疗效。

患者口碑是最好的广告，由于患者在日常中无意的宣传和推介，我的心理咨询门诊逐渐打开了局面，不但门诊应接不暇，而且请我讲学、开讲座和当电台嘉宾之类事情也越来越多。

1998年，我对1680位有完整记录的个案进行分析。其求诊意向的结果却让人捧腹。来看心理咨询最多的不是失眠，也不是神经衰弱，而是"疑难怪病"，占到就诊者的35%以上，直到现在还有人来找我看"怪病"。这证明我当初的策略是对的。

因为大众不了解什么是心理疾病，人们只能够把那些说不清道不明，总也治不好的病，通通叫做"疑难怪病"。可见，用"疑难怪病"来引导心理疾病患者来就诊，在当时是非常对群众口味的。直到现在，仍然有不少人，专门为此来找我治病。

我之所以成功的另外一个因素就是吃透每一个病例，总结经验教训，不断丰富和充实理论知识，努力提升自己诊断治病的专业水平，尤其注意结合国情，学会灵活运用比喻，把我的治疗方案变成大家一听就懂，一试就灵的方法。这样，我就能轻易地取得患者及其家属的认可、接受和信任。

2．“心病”辨症：我的三板斧

这是我经过近15年心理咨询和心理疾病治疗实践总结出来的“心病”辨症方法。在实际应用中，我这三板斧屡试不爽。而我的“投石问路法”，则是为我在诊治中屡建奇功的绝招。

第一板斧：根据病史病程寻诱因

了解病史病程是心理咨询的一项重要工作。它可以帮助我们了解发病的诱因，对心理疾病的辨别和诊断有十分重要的意义。这一过程需要医生耐心地询问，使患者和家属放下心理包袱，将可能引致心理疾病的诱因挖掘出来。

非心理疾病的诊断着重于一个局部，甚至一个点就可以解决问题，有的单靠一项检查结果就可以做出准确定论。

而对心理疾病，我们还要从大局出发，从整体考虑，将人与自然、人与社会、人与环境及人与人之间的关系联系起来分析，从中找出疾病产生的相关因素，作为我们辨别和诊断心理疾病的参考依据。

一次，我去内科会诊一位病人。他的旁边住着一位老干部。会诊结束后，老干部说想问我几个问题。我看他盘腿坐在床上的姿态和他的眼神，就知道他不像一个老冠心病人的样，心里便有了几分底。

见我没有意见，他赶紧拿出来一叠验单，足有一寸厚，让我看看。我随便翻了一下，还给他：“这病有几年了？”

“9年。”

“经常住院？”我又问。

“每年不下三四次。”

“诊断结果是什么？”我步步深入。

他数着手指说：“心肌梗塞、冠心病、脑动脉供血不足、慢性胃炎、前列腺炎……”

“什么药都服过了？”

“服过了，可是治疗多年还是没有明显好转。”

我沉默了一下，突然转了话题问："您退下来几年了？"

"9年多。"

"感觉日子好过吗？"我关心地问。

他长"唉"了一声，回答："好过什么啊！越来越多病！"

"之前有病吗？"

他精神来了："告诉你，医生，我过去什么病也没有，几十年没有上过医院。"

"为什么现在这么多病？"

老人家摇摇头反问："你是医生啊！你说为什么？"。

我盯着他问："您想我说真话还是假话？"

"当然真话啦！"他肯定地回答。

"如果你不忌讳，我就说啦！"

接着，我对他讲，他从那个位置退下来，心情就没好过，因为没人理解他。他在家太霸道，平时没人和他玩。他不打麻将，也不和人吃饭喝茶，整天无所事事，不知如何打发时间。他失眠，心口不舒服，症状以晚上和安静时为多。其实他没有那么严重的心脏病和其他问题，主要就是闲下来老胡思乱想，特别是凡事总往坏处想。还有，因为年纪大，他总是担心自己的身体健康，而变得太过怕死。这样心情就日渐变得忧郁，开心不起来，感觉活得没意思……

最后，我告诉他："您没有冠心病，您患的是抑郁症。"

老人家一脸的茫然，突然"哇"地一声哭了起来，紧紧抓住我的手不放……

整个病房的人都用惊异的目光看着我，但只有我心里最清楚，他早已脱离了人与自然、人与社会、人与环境及人与人之间关系的自然法则。他的思维意识、情感知觉已经偏离了正常的轨道。

第二板斧：根据病情症状辨“心病”

目前，还没有一种有效的仪器可以对心理疾病进行测试。如果用一般心理测量技术进行检测，同样会与实际情况存在一定的误差。因为部分患了心理疾病的人，由于缺乏足够的认识，对心理测量存在有疑虑，难以将真实的情况反映出来。

因此，对于心理疾病，我们只能靠临床中的经验，总结它的规律，辨别它的特征，进行诊断。所以说心理医学也可以说是一门经验科学。

躯体是物质的，从本质上说躯体疾病就是生物疾病，是可以看得见、摸得着的，而且还可以通过现代科学仪器，进行系统检查，对躯体的正常与否作出质化和量化的描述，从而提供正确诊断的依据。

而心理疾病因为它是精神心理的问题，是非物质的，因此它的表现就没有那么直接、具体了，给人既看不见，也摸不着的感觉。

在临床中，我经常要到各临床科室进行会诊，而患者们往往不愿意承认自己的心理疾病，因此我首要考虑的问题是，这位患者到底是躯体疾病，还是心理疾病？如果确是心理疾病，就算其不承认，医生也可以通过其他手段进行治疗，这肯定比没有治疗目标要好。

长期的临床实践，我发现心理疾病也有共同的症状特征，只是我们忽略罢了。本人将心理疾病症状的普遍特征归纳为如下五点：

症状散乱无系统性；

症状飘逸无规律性；

症状起伏无时限性；

症状变幻无预感性；

症状性质无固定性。

只要基本符合这五个条件中的两个以上，我们就有理由怀疑这可能就是一个心理疾病。心理疾病无躯体疾病的规律性，表现为“五无”性，其实这就是它的规律性。

症状散乱无系统性　这个“无系统性”是指无躯体功能的系统性。依据统一机体的原理，任何刺激都可能触发身体各部分发生反应，正所谓“牵一发而动全身”，“一处有病，周身不适”。这就使得症状表现具有多样性，而无系统性可言。如果患者的症状包含两个以上系统的时候，就必须考虑心理疾病的可能。其实，这也就是心理疾病的系统性。这就好比一座楼，一会儿这里灯不亮，一会儿那里灯不亮，其实就是总开关的问题。

症状飘逸无规律性 刺激反应引起人的生物反应（包括特异性反应和非特异性反应），同时还会引起心理反应。因此，心理疾病从总体来看，其症状可以在心理和躯体之间相互渗透，相互交叉，甚至两者兼有。这就使病情和病状变得更加复杂，无明显的规律可言，如云彩般飘浮不定，令人难以捉摸。如，有时胃痛与进食无关，反而与精神刺激或疲劳有关。

症状起伏无时限性 一般而言躯体疾病多有一定的周期性，如感染—发病—治疗—康复。而心理疾病则多是由多个周期或多个时段组成，症状发作多与生活事件等心理刺激因素有关。

症状起起伏伏，发无定时，没有明显的时间限制。心理疾病可以即时发生，如反应性精神障碍、反应性抑郁障碍等；也可以中断一段时间后，再次发病。

症状变幻无预感性 心理疾病还具有症状变幻不定的特征，表现为断断续续，时好时坏，或此起彼伏。一会儿这里不舒服，一会儿那儿又痛，患者本人完全没有预感。病情不仅与心情有密切关系，有时甚至与天气变化也有关，难于预测。

有位患者性格内向，不善交际和言语。一次与家人外出吃饭，席间忽然产生怕说错话的念头，不受控制，由此恐惧不安，中途退席。这就是个典型例子。

症状性质无固定性 非心理疾病的症状性质是比较稳定的。而且一般来说，哪儿有问题，哪儿就有痛和不舒服的感觉。而心理疾病症状性质很不稳定，如腹部有一个包块，不久又消失了；本来确定为颈椎病，不久复查，病症好像又不见了。临床中常见这类情况。

第三板斧：察颜观色辨"心病"

除了用病情症状辨别心理疾病之外，我们还可以通过言行举止、表情变化等这些心理活动的外在反映去筛查。因为人的心理状态必定会表现在躯体、言行举止、表情、眼神，甚至皮肤状况等方面。因此，医生是可以通过咨询的过程，来发现患者的心理状态，从而做出判断。

从患者的体态辨"心病" 包括从头面部状况、皮肤状况、血管特点和躯干形态四个方面。

（1）头面部状况。心理疾病患者的头面部，或多或少会有一些异常表现。例如：面部肌肉僵硬，面部不对称，面肌抽搐或跳动；目光呆滞，睡眼朦胧，眼袋肿胀，有黑眼圈，或者眼放青光；头发蓬松散乱；胡须刮不干净；口红不均匀，或划出唇边界。

这些现象说明患者存在情绪紧张、焦虑、失眠、精神亢奋或生活懒散等问题。

（2）肤质状况。心理疾病患者的肤质一般较差，表现为干燥、无光泽。有的甚至有脱皮或与年龄阶段不相衬的粉刺或斑疹；还有的人皮肤颜色不均匀，或有色斑。这是因为他们过分抑郁或焦虑，从而导致内分泌失调所致。

患有睡眠障碍的人，一般还表现为皮肤过薄，缺少皮下脂肪，有的甚至像纸那样透明。这是因为失眠和不自主的多思多虑，大脑释放过多的能量，使皮下脂肪消耗过大所致。

（3）血管特点。相当一部分患者，由于大脑功能亢进，神经兴奋，使血流加速，血管扩张。因此，其面部和身体皮肤表现为特别的潮红，可以看到皮下血管，或者起红斑。手上、颈部血管较一般人充盈，甚至青筋暴露。

（4）躯干形态。有的患者含胸驼背，头颈龟缩。这多是缺乏自信，逃避现实的表现，多见于抑郁症，或被害妄想状态的人。

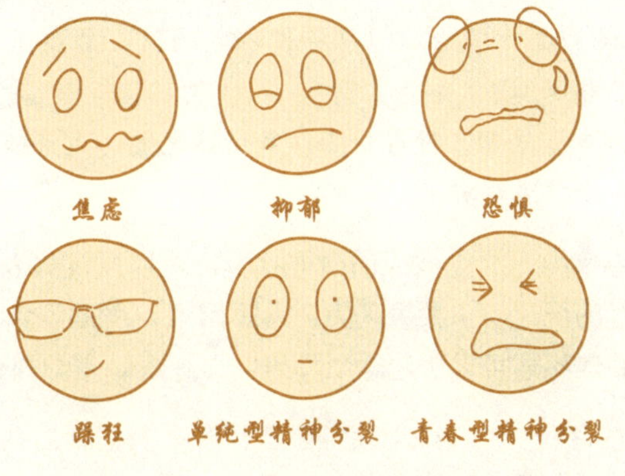

从面部表情及情绪辨“心病”　通常，心理疾病患者的表情具有一定特征。焦虑的人，紧锁眉头，愁眉苦脸，心烦意乱，坐立不安；抑郁的人，嘴角下垂，双眼无神，表情冷淡，或易悲伤哭泣；恐惧的人，面红耳赤，面肌抽搐，眼神惊异；躁狂的人，满面春风，得意洋洋，表情夸张；单纯型精神分裂的人，表情呆板，状若止水；青春型精神分裂的人，喜怒哀乐转换频繁。

然而，有一部分神经症患者的表现则可以完全与他们的心情相反。他们可以隐藏真实的内心世界，表现出特有的笑容。但那种笑容与正常人的笑容有区别。仔细观察会发现，他们多数是嘴笑，而眼睛不笑。那种笑容是挤出来的假笑，很不自然，"皮笑肉不笑"。

从行为举止辨"心病" 在心理咨询中时常可以见到一些形形色色的行为异常，都可以作为辨别心理疾病的佐证。

例如：

有的人畏首畏尾，非常拘束，搓手顿足，动作不协调，甚至手脚发抖；

有的人动作夸张，过分好表现；

还有的人有许多怪动作，如不停干咳、哼鼻、耸肩、打哈欠、搓眼睛；

……

有些虽然不十分显著，但是某些细微的一举一动都可以给我们提供参考。

从语言特点辨"心病" 语言是表达思维活动的最主要方式，同时语言也是衡量思维能力的尺码。我们可以通过咨询，从就诊者的语言特点（包括语言内容和语调）来了解其心理活动，从而发现症结所在。

语言内容：有心理障碍的人会因思维不正常而表现出特有的语言方式。如缺乏逻辑性、系统性、合理性。表现为过分啰嗦，似乎有说不完的话，总要想方设法讲完，心里才舒服；又或词不达意，答非所问。

语调：有的人讲话声音幼稚，过分细小，或结结巴巴，或语速过快，没有停顿，如打机关枪，这些表现皆与心理障碍有关。

从睡眠质量辨"心病" 通过病人的睡眠状况，可以发现病人的心理状态。患有心理疾病的人多有睡眠不好的现象。主要表现为：入睡困难、浅睡多梦、易醒或早醒。

需要指出的是，心理疾病可以引起睡眠障碍，而睡眠障碍同样也可以诱发心理疾病。

从性格缺陷辨"心病" 一般心理疾病患者都有不同程度的性格缺陷。他们或者过分内向，或者过分外向，或者要求十全十美，或者过分偏执，或者过分爱钻牛角尖，或者过分爱干净，或过分啰嗦唠叨等，都是心理疾病的表现。

从对疾病的态度辨"心病" 患有心理疾病的人，他们对"心理疾病"过于敏感，只要提到"心理精神"他们就否认、拒绝，或者采取回避的态度。

有心理疾病的人心理比较脆弱，凡事总往坏处想，再加之某些不健康的社会意识的影响，也使他们不能面对现实，多数不能正确对待疾病，不愿意或者接受不了，以至于拒绝与医生合作，甚至不肯服药。最重要的一点是，无论如何有理有据，皆难以说服对方接受事实。

从侧面信息辨别“心病” 从患者家属、亲友提供的信息中，也可以帮助我们辨别心理疾病。如患者在家中的生活状况、饮食情况、睡眠情况等等表现，及家属、亲友对其病情的看法。

在心理咨询中，比如某些家人或亲友反映：骂也没有用，甚至是打也改不了，晓之以情，动之以理都不起作用。话说重了又怕出事，说轻了又怕没尽责任。不守着不放心，守着自己又什么事情也做不了。这就说明那个人有心理疾病。

3.投石问路法：我的绝招

在临床中，有很多是心理疾病患者经过长期治疗，总也医不好的“顽疾”、“难治之症”，人们常称之为“疑难怪病”。这些症状复杂纷乱，令人难以判别。这类病症我们就可以采用投石问路法进行辨别。

前提和方法

说“投石问路法”是我的绝招，其实也并没有什么值得我“秘不示人”。

生活中，我们也经常会碰到一些类似问题。如灯不亮了，有些人的第一反应就是灯坏了，可是换了几个灯泡，弄来弄去，结果还是不亮。这种时候，如果能转而想想“这会不会是保险丝问题呢？”然后去检查或换条保险丝试试，或者问题就解决了。

灯与保险丝是两个相对独立的物体，它们之间似乎并没有什么关系。但是，电流却将它们联系到了一起。如果不用试探的方法去检查一下保险丝，灯不亮的问题将不可能得到解决。

同理，如果我们遇到老治不好的所谓“疑难怪病”时，也这么处理，也许很快就能把病治好了。但问题是我们许多人（包括医生）都习惯用“什么地方不舒服，就是什么地方有病”推理，结果浪费时间、金钱不说，做遍了各种检查，吃了一大堆“特效药”，还是找不出病因，没能把病治好。即使如此，相当多的医务人员和患者及其家属还是没有意识到这个问题的关键，仍然抱着旧观念不放，不愿意换一个角度想想，换一个方法试试。

我的“投石问路法”有两个前提：

前提一 经过系统检查没有发现明显异常，找不到与其他疾病相关的证据，也就是说不能明确证明属于躯体疾病。临床工作中，我们发现有的患者经常带着厚厚的一叠检查单、检验单，其中却没有两张能说明真正存在的问题。

前提二 经过临床各科进行相关对症治疗，长期不见改善。

在以上情况明确后，我们就可以运用一些心理疾病的相关药物进行试探性观察治疗，这种排除试药法我称之为“投石问路法”。

依据上述两点我们就可以排除躯体疾病的可能性，进而有理由怀疑这是属于心理疾病。如果经试探性观察治疗又取得较好的治疗效果，症状有明显改善，那么这病就毫无疑问是心理疾病了。

典型案例两则

周姨，55岁，来自湖南，已经有5年病史，主要症状是右颈部疼痛，舌右侧麻痛。因为吃饭、吞咽不舒服并疼痛，使她终日坐卧不安，吃不下，睡不着，心情很烦躁。她曾经无数次到当地各大医院检查，做X光、CT扫描、核磁共振等，均未发现异常情况。医生怀疑其患的是慢性咽喉炎。但她在服了大量消炎药、清热解毒药后，症状却丝毫没有改善。

从2000年开始，她遍访各地名医，去了上海、北京、南京等地。一次次住院，一遍遍地重复做检查、化验，她尝试了各种各样的中西药物、传统和现代的治疗方法，花了六万多元，病情依然没有起色。到2003年，她已心灰意冷，干脆放弃了治疗，并多次想以自杀了断余生。

2003年8月，儿子把她接到中山市散心，并送她到医院耳鼻喉科住院治疗，作最后的尝试。

住院时，周姨反复问医生："我这病有没有手术可以做？"

她这句话引起了一位有经验的医生的警惕。细心的他发现患者的症状表现与专科病症并不相符，怀疑她患的是与心理有关的"怪病"，于是介绍患者前来我处就诊。

周姨并不接受我的询问，还质疑病症的性质，认为自己过去一向开朗，没理由会患心理疾病。

我说："只需检查检查就行了，做不做治疗由你决定。"这样她才终于肯坐下来。

她的病部位在头、颈，以喉咙和舌头为主。发病时，喉咙和舌头疼痛剧烈，还不停吐口水。但是，检查检验结果均呈阴性，不能显示病症的程度，也就是说我找不到与其他疾病相关的证据，符合"前提一"。

患者在漫长的求医过程中，运用了大量的对症药物以及相应的治疗方法（针灸、物理治疗），却没有取得应有的治疗效果，符合"前提二"。

经我仔细询问，得知其情绪和睡眠情况均不理想。综合上述情况，于是我认为基本可以排除躯体疾病的可能，而高度怀疑其患了心理疾病。我决定采用"投石问路法"进行试探。

处方一：阿普唑仑片（抗焦虑药）0.2毫克，早餐后、晚睡前服，百忧解（抗抑郁药）20毫克，早餐后服。

用药3天。患者反映：能入睡，但半夜醒；疼痛如前。无药物副作用反应。

处方二：阿普唑仑片0.2毫克，早、中餐后服，晚睡加至0.4毫克，心得安片10毫克，早、中、晚睡前服，百忧解同上。

改用处方二，用药7天。患者反映：睡眠改善，焦虑减轻，症状时间缩短，但吐口水现象还存在。

处方三：在处方二中加阿米替林片12.5毫克，早餐后、晚睡前服。

改用处方三，用药7天。患者感觉：睡眠好，焦虑明显好转，心情平静，自觉症状程度减轻，吐口水减少。

经过以上治疗，患者信心大增。

治疗过程中，患者自诉，生活中的不顺心事，如媳妇的不敬、子女的经济问题等，让其过度担忧，才导致了病症的发生。

这个病是一种“神经症”。经过4周治疗，患者自觉症状一天天改善，脸上有了笑容，并主动与我谈话。8周以后，所有症状消失，她看起来精神爽朗。

由此可见，患者的治疗过程和反应完全证明了我之前的判断。

这就是“投石问路法”显示的威力。

我提倡“投石问路”的治疗方法，是因为它比较适合我国国情和文化背景。它之所以能用且有效，是因为老百姓容易接受。在治疗的过程中，我们可以将那些现实中的复杂问题暂时搁下来，先治疗疾病，等症状减轻、心境改善后，再进行心理疏导。其效果真实可靠，于医生和患者均有益。

在临床工作中，由于文化和观念差异，有许多患者仍对心理疾病抱有偏见，所以在就诊过程中不愿主动叙述病情，暴露内心世界。这时，运用“投石问路法”，对这类患者进行被动治疗，也会取得一定疗效。

肖女士，26岁，大学本科毕业，从事销售业，未婚同居。她的发病症状以阵发性上腹疼痛为主，病程3年。纤维胃镜检查结果：慢性浅表性胃炎（主要描述：胃黏膜大面积充血）。B型超声波检查结果：慢性胆囊炎（主要描述：胆囊壁增厚）。临床诊断同上述检查结果。化验结果：肝、肾、胆囊功能正常。

治疗上，曾用药以胃动力药为主：洛赛克20毫克，每天1次，疗程约3个月；莫沙比利片5毫克，每日3次，疗程约5个月；吗叮啉片10毫克，每日3次，疗程约3个月；雷尼替丁片0.15克，每日早晚各1次，疗程约4个月；西米替丁片0.2克，每日早午晚各1次，另睡前0.4克，短时期。

曾服过的中成药：香砂养胃丸、金佛止痛丸。中药汤剂：陈夏六君子汤加减方、小柴胡汤加减方、柴胡疏肝汤加减方、逍遥散方及温胆汤等。此外，还有不知名的草药。

患者反映：服每一种药，最初服总是能够有所好转，但长期服即失效，症状依旧。

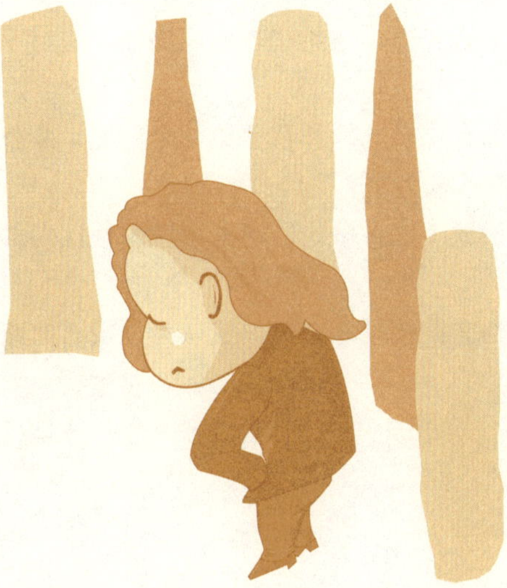

虽然患者避而不谈个人经历，不提供任何其以为无关的信息，但其职业和同居的现状理应与病症有关。其检查结果“慢性胃炎”的诊断几乎无人没有，不能说明任何问题；而“胆囊炎”的诊断，因无反酸，进食油腻食物无加剧，难与症状吻合；体检结果没有触及胆囊，无相应的压痛，难以解释。以上条件符合“前提一”。而长期服大量胃药没有得到根本改善，也符合“前提二”。以上条件排除了单纯躯体疾病引起症状的可能性，于是采用“投石问路法”观察。

在原有治疗方案基础上，加少量抗焦虑药：阿普唑仑片0.2毫克，早晚各1次；百忧解胶囊20毫克，晨服。

2周后，疼痛明显缓和，阵发性发作减少；

4周后，症状消除，胃纳好，语言增多，有笑容，睡眠好，减阿普唑仑；

8周后，百忧解改隔天服；

12周，开始停用所有胃药；

16周后，停用百忧解。

一年内随访，其未再有因此病就诊记录。事后证明，患者的病症是因为同居男友已是有妇之夫，经常回家，不能陪伴她，自觉孤独、寂寞和无可奈何所致。

此病的诊断，当属"隐匿性抑郁症"。

我多年的临床工作经验表明，对于某些发掘不到病因，诊断又不明确的顽固性病症，完全可以从心理疾病方面进行筛查，运用"投石问路法"进行干预，常常可以收到意想不到的效果。

几乎每一次学术探讨都有许多同行和我争论一个问题，那就是："这个病，到底是以躯体疾病为主，还是以心理疾病为主？"

我想说的是，我们应该放下这种争论。那些"顽固性疾病的诊断名称是属于什么"的争论，没有现实意义。

"不管白猫黑猫，抓到老鼠就是好猫！"我认为"投石问路"这种治疗方法，总比没有目标治疗要好得多。

三、不可忽视的迹象

我将15年来遇到的个案条分缕析，将心理疾病的种种表现归纳总结，分门别类一一罗列出来，便于读者了解。你不妨将其作为镜子，对照一下身边的亲友甚或自己，如果有相似之处，可要注意了。

1.信不信由你

2.这种性格有问题

3.你的脾气怎么样

4.你有这种表现吗

5.且说“综合征”

6.其实这些都是“心病”

1.信不信由你

有很多病症老治不好，检验出来的结果又似是而非，模棱两可，令病人痛苦不已。医生也常常束手无策。殊不知，这其实可能就是心理疾病在作怪。

查不出原因的心慌、心痛，不是心脏病

心慌、心跳或者心口痛，通常我们都会认为是"心脏病"的表现，其实不然。心理疾病同样可以引起心脏不适的感觉。前面我们已经提到，有位澳大利亚心理学家指出："每5位心口不适的患者当中，只有一位是心脏病患者，而其余4位都可能是心理疾病患者。"

也就是说，多数心口不适、心慌、心跳，是心理障碍产生的非特异反应。

在临床中，有许多这样的病人，他们大都自觉心口不适，经检查却未发现心脏有实质性异常。在无法找到合理解释的情况下，医生只能依据病人的自诉进行推理，作出模棱两可的诊断结论，如"可疑心肌劳损"等。

于是，按照这个假设的疾病，使用大量相关药物，一种不灵，再换一种，到头来症状并无改善，甚至可能更加严重。结果病人的罪受够了，钱也花光了，医生也很无奈。

兰姨，3年前分了新房，一家人高兴万分，匆匆忙忙赶装修，慌慌张张迎新年。

两三个月的疲劳奔波，她的身体终于在她就快搬进新屋的时候出了问题。

她的症状表现为一阵阵的心慌、心跳、头昏。她以为是自己累坏了，休息一下就会好的。

搬进新家，本应该高兴才对，可是她却不知为什么，总也开心不起来。要做的事情越来越少，休息的时间也越来越多了。可是她心慌心跳的毛病却并未因此消失。平时做事时，好像症状还不是那么明显，反而是休息时症状就自动发出来了。

兰姨描述说，那心跳并不快，像是打鼓一样"咚！咚！咚！"，安静的时候自己都能数得出心跳的次数。稍微活动一下，似乎又好一点。可一坐下来看电视或无所事事，那种感觉又像幽灵一样钻了出来。

她开始担忧了，晚上怎么也睡不着，一阵阵心慌、心跳、心口痛，使她难以忍受。

经过系统检查，其心脏未发现明显异常，根据心电图做出的结论是："可疑心肌劳损"。

于是，医生开了一大堆心脑血管药让她回家服用。然而，效果并不明显。

一天深夜，她病情忽然加重，感觉到呼吸不到气，胸闷气阻，心中狂跳，那一瞬间仿佛就好像要死了一样。她急忙坐起身向家人“求救”，急呼120急救中心。

在急救中心，医生进行了详细检查，并没有发现什么大问题，怀疑其是“低血糖”。于是给她吊了一瓶葡萄糖水。她躺了几十分钟，症状就消失了，回家以后好像完全正常了一样。

此后，此症状依然时隐时现，并逐渐变得频繁，继之出现头昏、四肢发麻、头胸部一阵阵发烧感。发作时间也由一开始的几天一次，渐渐发展到几乎每天都有。

兰姨的病整整拖了3年多，转了几家医院，甚至到广州的大医院看过专家教授，做过多系统检查，诊断结论依然如故。相关的药换了一种又一种，症状不但未见消失，反而越来越重。为此，还花光了几万元的积蓄。

分析兰姨的病情病因，完全符合心理疾病的五条标准，属心理疾病无疑。再按她的具体症状表现，可以确定为：神经性焦虑症。

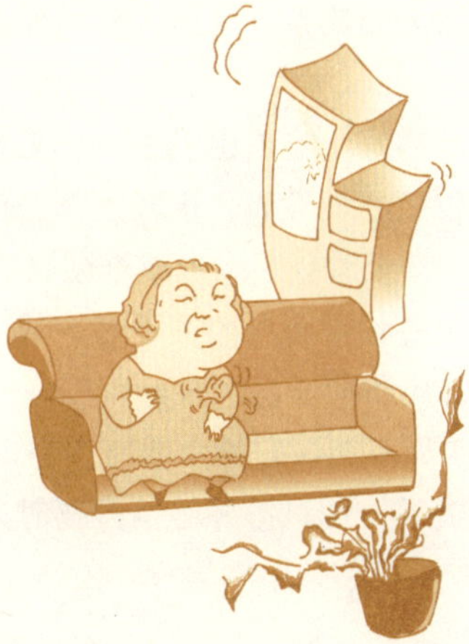

那心跳并不快，像是打鼓一样“咚！咚！咚！”

临床中我发现心理疾病患者当中，与兰姨情况类似的患者还很多，有的症状更为严重，除了心口不适，还表现出气促气喘，呼吸困难，异常痛苦，不敢做任何事情，甚至不敢下床。

心脏是对情绪最敏感的器官，任何心理情绪变化，心脏都会迅速做出反应。当遇到外界强烈刺激时，大脑神经兴奋，会令心跳加速，或节律紊乱，出现胸闷、心慌、心跳、心口痛、呼吸困难，这是人人都亲身体验过的。

由此可见，心慌、心跳、心口痛，并不一定全是心脏病。如果心口不舒服、经常心慌心跳或者胸闷气阻，又经过系统检查，无器质性病变，反复服"心脏病药"又不能改善的病症，可以从心理疾病方面考虑。如果怀疑是心理疾病，看看心理专科的医生确定一下比较好，方向对了，才能又快又好地治好病。

吃胃药医不好的胃痛，"焦虑抑郁"最常见

通常大家都认为胃痛就必定是胃病。其实不然，心理障碍也可以引发胃痛、胃胀、胃烧灼感、反胃、反酸、呃逆嗳气等。

胃与心脏一样，都是对心理反应较为敏感的器官。胃会对心理活动作出迅速反应，胃酸分泌及胃平滑肌活动都会表现出异常情况。

前面我们已经阐述过巴普洛夫经典条件反射实验的原理，就是证明内脏与心理活动的关系。

试想如果没有好的心情，牙再好，吃饭也不香。可见胃与心理密切相关。假如过于劳累，或受到某种挫折打击，产生了心理障碍，很多人都会产生胃胀、胃痛等不适感。在这种情况下，不管服用何种胃药，甚至进行手术也很难彻底消除症状。

临床上，我们发现有许多用各种胃药总也医不好，或者医不彻底的胃痛患者，他们大多属于心理疾病的范畴，以焦虑症和抑郁症居多。

这类胃痛与实质性胃病有明显不同。它的主要特点是 ：发无定时，时好时坏，与进食无关，但都与心情变化有密切关系。休息得好心情舒畅时，情况就好一些；而劳累或心情欠佳时，症状加剧。

做销售的黄先生胃痛、胃胀，做过多次胃镜检查，结果都是 "慢性浅表性胃炎"。市面上几乎所有的胃药他都服用过了，且十多年来从未停止，但他的症状却并没有消除。

销售这个职业挑战性很强，市场竞争激烈，工作压力很大，所以他经常处于紧张状态之中。每当心情焦虑，辗转难眠时，黄先生的胃痛就会发作，而休息后又自行缓解。这是一种焦虑性胃痛。

经过抗焦虑、抗抑郁治疗一段时间后。他的胃痛最终得到消除。

肖女士的胃痛也医治了多年。所有症状都与慢性胃炎的诊断标准相符。她服用过众多

的中西药物。但是时好时坏且发无定时。

经仔细询问，特征为：当丈夫出差，或深夜不归时易发作。主要表现为饱胀作呕和坐立不安。反酸不明显，与饮食关系不大。

她的问题就在于过度担忧。

经过抗焦虑、抗抑郁治疗，配合心理辅导、生活指导，症状逐步消除。

这类胃痛在临床中十分常见，只是在消化内科所看的角度不同罢了。过去许多的“胃肠激惹综合征”，或者“胃肠神经官能症”，现在看来有相当一部分属于心理疾病。

目前，在国外发达国家的医学临床上，已经有许多专家提倡“在难治型胃病患者的治疗计划中,适当加入一些抗抑郁和抗焦虑药物联合运用”。根据我对临床数百病例的验证，此法是行之有效的。

查无异常的持续周身疼痛，“古怪”在大脑

谈到周身疼痛，我们就很容易联想到类风湿病、关节炎、尿毒症，甚至中毒等等。而我所指的是那些经过系统检查后，没有发现明显异常的周身疼痛。这种疼痛多发无定时，部位不固定，症状飘浮，时发时止，与心情有关系，服止痛药效果不好的一类“怪病”。临床中，经常可以见到一些这里疼、那里痛的患者，多属这种情况。

周小姐远在内地的父亲，患了一种怪病，经常无故出现全身疼痛。

病发初期表现为下肢关节痛，但不红肿，也不发热，关节活动没有限制。在当地医院就诊，怀疑其患“关节炎”、“类风湿”。治疗后，完全没有效果。

然而，病症反复发作，而且范围扩大，延及全身。经全身系统检查，未发现明显异常。

他服用过大量的抗风湿药和止痛药物，但症状不受控制，经常需要借助打“度冷丁”一类的强效止痛针，方能止痛。

病情已经拖延3年有余。

根据周小姐提供的情况，我认为病人的症状与心理疾病的特征基本符合，初步确定为心理疾病。

周小姐对此不能理解：“我父亲一向乐观，怎么可能患心理疾病？而且全身疼痛和心理有什么关系呢？”

当周小姐把她父亲从内地接到中山时，她父亲坐在轮椅上"唉哟！唉哟！"地哼着，表情痛苦不堪。一会儿说背痛，一会儿又说腿痛，并用力捶打大腿，要求立即打止痛针。

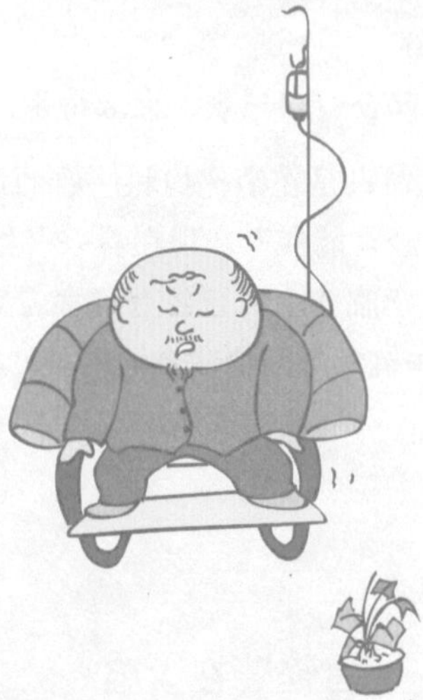

她父亲坐在轮椅上，"唉哟！唉哟！"哼着……

经了解，几年前家乡修路，道路要从周老汉祖辈耕种的地上通过。他跟村长商量，希望道路能绕过他们家的地。

然而，他万万没有想到，村长竟在开大会的时候，狠狠地批评了他，说他小气，不支持改革开放，给村里丢脸。

周老汉是那种老老实实的农民，没有见过什么世面。村长对他的批评如同五雷轰顶。虽然他在人前还是装作一副笑容可掬的面容，但内心却极不平静，抑闷之苦没法叙说。

不久，他干活开始心不在焉，做事也提不起精神，感觉身体变得虚弱，下肢重坠。就这样一步步发展成了这种怪病。

周老汉的症状是一种非特异性反应，看似躯体疾病，实质是心理疾病。这是一种癔病性神经症。经过几个星期的抗焦虑、抗抑郁和镇定治疗，他的全身疼痛竟然奇迹般地好了。

咽喉持续疼痛如有物阻，舌咽神经作怪

“自觉咽喉持续疼痛或不适，如有物阻，吞不下，吐不出，感觉很难过，经检查无实质性异常”，这种案例在临床中也较为常见。

可以说，咽喉不适是焦虑性神经症的第一大症状。中国人常说的“气不顺”，意思是精神受了刺激，这口气吞不下去，阻在喉中不舒服，并非咽喉本身的问题。

古人对此也有描述：“梅核气者，喉中介如梗状，又曰痰结块在喉间，吐之不出，咽之不下是也。”认为梅核气是因肝气郁结，循经上逆，结于咽喉所致。可见对于这种症状，古人早有研究。

有的人只要咽喉不舒服，不理咽喉有无红肿，发音有无问题，多是往耳鼻喉科跑。反复检查没有任何异常发现，无奈之下医生们也只能做出“慢性咽喉炎”的结论。

这样一来，本来容易治的病，就因为这个“慢性咽喉炎”，变得复杂起来了。因为服消炎药，这类病不仅不会好，反而会因为消炎药的刺激而出现失眠和胃肠不适。

睡不着，咽喉的异常感就表现得更加厉害。这种恶性循环日益发展，会令患者越来越焦虑紧张，甚至产生绝望感，引起严重抑郁情绪的发生。

在临床中也有将这类症状定为“咽喉神经官能症”，虽然不准确，但与心理疾病的诊断已经十分接近。

这类病多见于女性，特别是中年妇女。此外，还与月经周期有一定的关系。这种病产生的机理多是因为受刺激后，大脑功能亢奋，刺激舌咽神经过度敏感，导致咽喉部产生异常感觉。

阿香在参加集体烧烤时与人争吵后，就出现咽喉疼痛。她以为是“上火”。一年多时间里，她一直在耳鼻喉科看病，同时还服了许多清热解毒的中草药，症状暂时得以缓解，但就是脱不了根。咽喉不适、疼痛时好时坏，而且非常容易“上火”，如进食稍补或热气的食物，就会发作，以至于什么“热气”的食物都不敢吃。

即使如此，她的病情还是没能消失，一拖再拖，总也医不好。由此焦虑不安，睡眠变差，心情紧张。

阿香的病由一个单纯的咽喉炎，经过时间的衍变，已经发展成为一个焦虑性神经症。而她怎么也想不到咽喉疼痛竟然是心理疾病。

临床中我医好过不少干咳的患者，他们多是自觉喉胧中有痰，整天无事干咳，却怎么

也咳不出来。干咳成了他们的一种习惯性行为。这种情况多是心理因素导致，经过心理治疗和心理药物治疗会有较好效果。

另外，科学家已经证实，部分支气管哮喘的患者与他们的心理紧张有密切关系。

时发时止的颈肩背痛，紧张疲劳是祸根

关于颈肩背痛，许多人都有过这种感受。一般在医院里经过检查，得到的结果多是"颈椎病"、"颈肌炎"、"颈背综合征"等等。如伴有头昏、失眠的还会被认为是"颈动脉供血不足"。

这类病在中老年人中较为常见，并多与职业有关，如文职人员、电脑操作员、流水作业人员、教师、作家等。

那种僵硬、酸胀的感觉，令人心烦。按摩一下，好一点点。次日，肌肉好像又扭成了一团。同时，还伴随着头昏、头痛、失眠等症状。

颈肩背痛，总也医不好。工作忙时症状加重，休息一下，心情轻松，又好一些。因此病情好时时坏，毫无规律。

我认为这主要与精神心理因素相关。出现这种情况多数是因为精神紧张、失眠劳累而引致的焦虑反应，这种反应可以导致大脑兴奋，刺激传出神经，增加冲动，令肌肉细胞充血，使局部组织肿胀而出现不适感。因此这种反应也属于应激反应。

我本人对这个病深有体验。我在长时间工作后，或者失眠紧张时，就经常出现颈肩背痛。

由此引起的局部疼痛是非常普遍的，有的还可以导致手脚疼痛，皮肤麻木或骚痒等。

临床治疗中，使用一些抗焦虑药物，减轻焦虑，抑制大脑兴奋度，减缓神经冲动，对改善长期因此受刺激的肌肉张力会收到明显的治疗效果。

医不好的尿频尿急尿痛，问题在“上”不在“下”

尿频尿急尿痛，一般是由于泌尿系感染，如尿道炎、膀胱炎、前列腺炎、结石等引起的。如果按微生物分类，是属于支原体感染、衣原体感染、非淋菌性尿道炎、淋病等疾病。而我们这里所要说的不是属于此类的情况，而是由于心理障碍引起的尿频尿急尿痛。

黄伯有6年的尿频尿急尿痛患病史。

6年前，他参加单位组织的旅游活动到海南去旅游。

那年8月，天很热，车上空调坏了。过了江门市，黄伯就尿急。因为不好意思，他就强忍着。1小时后，他实在坚持不住了，才提出要求。司机说前面就有个地方可以停下上厕所。

过了一会儿，还不见停车，他又叫。司机说忘了，要等下一个地方。

就这样，下一个，又下一个。差不多把他憋昏过去。等真的下了车，他就无论如何也拉不出尿了。当即面色发青，站不稳，被送到附近医院急救。

医生在他的小腹上插了个大针头，把尿引了出来，才平安无事。

但之后，他总感到下面不舒服，尿频尿急尿痛。到了海南看医生，医生说是“泌尿系统感染”，开了药。可是他服药后未见好转，令他完全没了旅游的兴致。

回家后，症状依然不减。他急了，反复化验，最后得出许多结果：“慢性非淋菌性尿道炎”、“支原体感染”、“前列腺炎”等。

黄伯觉得自己这病越看越复杂，于是心情也越来越坏，失眠、头痛几乎没断过。

6年来，黄伯服了各种相关的药，已经耗费了大量钱财，积累的化验检查单就有3厘米厚，但症状依然如故。

根据黄伯的病情，可以排除生物性病变的可能；而且他曾经受过超强刺激，并持续不能缓解，导致应激失败，而形成了这种隐匿性抑郁症。

我对他说：“你的病是心理疾病，问题在上头。”

他很惊讶：“医生，你有没有搞错，我的病明明是在下头，怎么会在上头呢？”

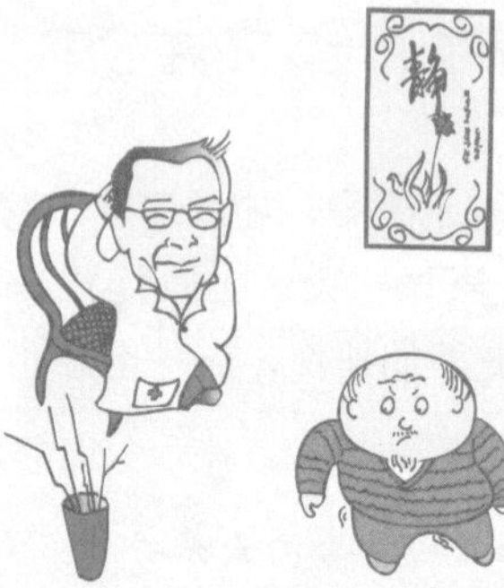

“医生，你有没有搞错，我的病是在下头。怎么会说是在上头呢？”

1999年夏，咨询室里来了一个瘦高个儿的男人。他说他的病已经4个月了，怎么医也医不好。他拿出一大叠检查单和几家医院的门诊病历，要我看。

据他说，一开始是小便时尿道灼痛，有白色分泌物流出来。当时医生的诊断是淋病。经过治疗分泌物已经消失了，但下面还是痛，而且什么时候都痛，比如尿前、尿后、排尿时，没有明显分别。

我认为他患的病，“淋病”这个诊断是正确的，治疗也没问题。从他最近几次的化验单上来看，淋球菌已经消失了，说明淋病已经好了。

他的形体纤瘦、皮肤很薄、青筋暴露、反应敏捷、思维活跃，这说明他是一个很敏感的人。

我相信他疼痛的感觉依然存在，只是这个病的性质变了。

疾病治愈之后，他大脑中对病症的不愉快知觉却并未消散，仍然对那个疼痛的概念产生恐惧。因此，他依然会感觉到疼痛。

这就是躯体疾病转化成心理疾病，而心理疾病又反作用刺激躯体器官的典型案例，属于焦虑性神经症的范围。

这类病的主要原因是因为他们都受了超强刺激，产生了恐惧心理，导致应激失败，令大脑功能障碍，过度兴奋，刺激回路神经产生冲动，使膀胱和尿道扩约肌敏感，产生排尿异常感。

人们常说：“急得流尿”、“吓得屁滚尿流”，指的就是精神心理对排尿功能的影响。

生活中我们也可以见到这类病症。如一遇到紧急情况时，如考试、比赛、表演等，就总想上厕所。

不合理皮肤麻木，是浅表神经兴奋的表现

皮肤麻木与神经系统关系密切，如神经受损、感染等都可以引起皮肤麻木。在这里，我要说的是与心理因素有关的皮肤麻木。麻木的感觉人人都试过，比如恐惧、紧张时手脚麻木或面部麻木等。

有一位皮肤麻痹患者，一个17岁的女孩子，她的左手小指麻痹，感觉不到疼痛和温度。

她以为是神经问题，并因此在神经内外科就诊。医生怀疑是局部神经炎。经过半年的治疗，服了很多药，仍然没有改善，于是转来我的心理咨询室。

经检查，她麻痹的范围只局限于整个小指，并未涉及手掌和前臂，呈指套状，针刺有疼痛感，颜色、温度均正常，关节活动也无受限。

经仔细询问，其左手指麻痹与她遭受刺激有关。她曾经接触过一种化学用品，是一种酸性腐蚀液，对皮肤会产生伤害。当其在工作中不小心接触后，即受到主管的责怪，并恐吓她：“以后手有什么问题，千万别找我！”

她相信对方说的是真话，于是担心小手指会有什么变化，比如腐烂。这样每天晚上睡觉时她就多了一层忧虑，不久后便感觉手指发麻，如有物包裹。她内心极不舒服，因此失眠、心烦、坐立不安、忧心忡忡，最后完全开心不起来，无法摆脱。

为了免受烦恼，她想做手术将自己的小手指切掉，甚至想过死。

这是一种癔病性神经症，属于感知觉障碍的范畴。

类似的病例还有不少。有人脸麻痹、足麻痹、阴部麻痹、头皮或头内麻痹等，多是社会心理刺激因素引致。

有位制衣女工，曾在美国工作。当时，她年纪已经不小，又与一帮年轻人坐在一起，进行“流水作业”。由于手脚不太灵活，工作压力又大，她经常跟不上节奏，心情焦虑，不久后感到双下肢一阵阵麻木，不能自控。国外的医生怀疑其为“脊髓炎”、“脊髓压迫症”、“腰椎间盘脱出症”。经对症治疗，却未见好转。

回国前，其症状加重，自觉走路不稳，双腿皮肤无知觉，用手掐，用棍子打都没有感觉。

经检查，我发现其双下肢麻木部位不对称；针刺有回避行为；时发时止；晨起较轻，下午和晚上较重。这几点与真正的脊髓疾病和神经疾病有明显区别。

因此，我认为这是一种极易误诊的癔症性神经症。

经过两周心理治疗和药物治疗，她的病症就得到了控制。

别人哪里痛，你也哪里痛，是心理暗示作祟

大多数心理疾病患者都有性格缺陷，是极容易被暗示的易感人群。我见过许多心理疾病患者都遭受过各种病痛，且究其根源都有不同的刺激因素，只是在看病的过程中，患者根本就没有把心理反射当作一回事。

有一位小朋友，因患恶性淋巴瘤去逝了。为此他的全家人陷入了深深的悲痛之中。同时，这种不治之症使一家人感到恐惧。

此后，一家人害怕患上那种可怕的疾病，都感到颈痛、右肋痛。于是全家十多人到医院，排着队做了CT、核磁共振，以及各种化验检查。

检查结果证明所有的人都没有问题。

琼姨是一位妇女干部。有一次，她去医院慰问一位患肺癌的老干部。癌症病人的痛苦状况使她感到一种莫名的恐惧。

回家后，她感到心情沉重，浑身都不舒服。晚上，她开始失眠，并感觉呼吸时胸部疼痛，很担心自己会"传染"上肺癌。

为此她无数次到医院进行全面检查。虽然没有发现问题，但依然无法释怀。

每天坐在沙发上，她都细心体验自己的呼吸有什么不正常，看看自己到底有没有胸痛，但她每次都感到癌细胞似乎在自己的肺部分裂，心情日益沉重，以致于影响了正常的生活和工作。

上述两个事例都属于心理疾病中的疑病性神经症或癔病性神经症的范畴。简单、明了、坚定的解释性心理治疗就有明显效果。

自觉身体不对称，是感知觉障碍的问题

在临床中经常可以见到一些人，总是毫无根据地怀疑自己脸不对称、双眼不对称、双手长短不一、内脏坏死等。这些人都属心理障碍患者。

感知综合障碍的主要症状就是指外界存在着的某些事物，病人能感知，但对事物的一些属性产生的认识与该事物本身不相符合，如大小、形状、空间、距离等等。

上中学的辉仔心里很烦，不愿去上学，也不愿见人。原因是他觉得自己的脸一边大，一边小，不对称。他每天起身的第一件事就是照镜子，看一看自己的脸两边是不是一样大，有没有歪。这样一看就是一两个小时。家人劝告也不听，并要求其看整型外科的医生，为他作出判断。

当医生保证他的脸是一样大小的时候，他开始怀疑医生对他的态度，认为医生粗心大意，故意隐瞒“真相”。他要求医生用自己带去的尺子，为其量一量到底是不是一样大。尽管一次又一次证实他的脸确实对称，但仍没办法消除他内心的疑虑。

辉仔始终不肯承认自己有心理障碍。由于没有得到即时治疗，一年后，他发展成精神分裂症。

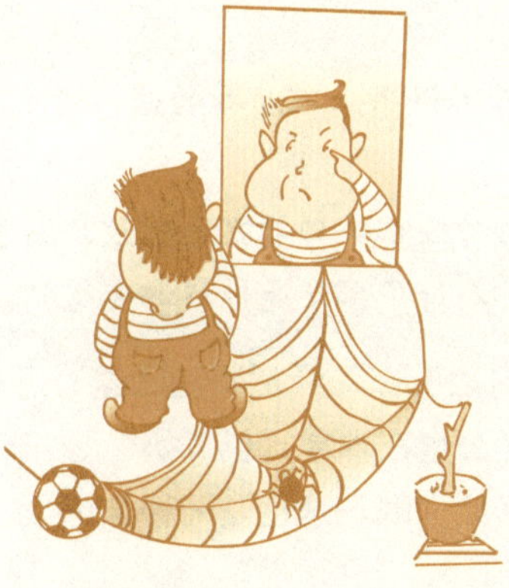

他每天起身的第一件事就是照镜子，看一看自己的脸是不是一样大小……

生活中，如若我们碰到类似这样的情况要千万注意，因为这可能就是精神分裂的早期表现。在问题早期进行干预是防止心理问题转化成疾病的关键。

发热或发冷感，测体温正常，是感知增强的表现

在正常情况下，人体冷热感受会随气候和体温的变化而变化。体温不变，而天气变化时，身体会感觉到温度的变化，如天寒时会觉得冷，天热时会觉得热；而气温不变，身体也会受大脑的温控系统影响而发生体温变化，如感染、血液病、肿瘤等。

一般情况下，人的体温高低和自身的感觉是一致的。如果不一致，就说明人的感知觉出现了障碍。这与人的自主神经功能有密切关系。

我们在此所指的发热感或发冷感是一种身体自身感觉，而非真正的温度变化。这种感觉障碍与人的心理活动密切相关。也就是说，人的心理情感障碍会使人体对温度变化的感知觉发生障碍，而导致不合常理的发热感或发冷感。

在门诊中，我经常遇到一些自述发热或发冷，而测体温完全正常的病人。心理疾病患者出现"假热假寒"的现象十分普遍。

装修工李师傅就是一个"发热狂"。

他最怕热，自感浑身发烧，口干舌燥，不是咽喉疼痛，就是大便秘结，整天烦躁不安，难以忍受。他靠天天喝清热解毒的凉茶过日子，一天不喝就吃不下睡不着。

他来咨询时总是那句话："为什么我总是发烧呢？"

经过检查，他体温正常。

他在家脾气大，不耐烦，听不得半点不顺心的话，鸡毛蒜皮的小事，也忍不住和人争吵，情绪易波动，无法控制。

这是由于他大脑过于活跃，神经系统功能亢进所致，属于焦虑性神经症。

经过治疗，他的"发热狂"病好了，就连性格都变得"温柔"起来了。

还有位香港妇女，丈夫在内地工作，经常不能回家。近年来，她在媒体看了不少有关"包二奶"的案例，怕自己的老公也在内地"包二奶"，于是整日忧心如焚。不久后，她感觉头颈一阵阵发热并出汗，开始失眠。这也是一种焦虑症。

怕冷的事例也不少。

有位妇女怕冷怕到了极点。炎炎夏日，气温超过了30℃，她还必须穿很厚的棉衣，腿脚上包裹着毛巾，外加多条毛裤，但依然还是热不起来。

中医说她"肾虚"，给她服了大量滋补品，但不见好。

西医又说她激素水平低，经过补充激素和输入能量合剂后，还是不见改善。

几年来，她足不出户，不敢吹风，怕沾冷水，什么事情也做不了。许多旧相识都以为她从这个地球上消失了。

她来心理咨询问我："为什么会患这种怪病？"

我告诉她，这种怪病的产生跟心理因素有一定的关系：退休后，终日无所事事，子女又不在身边，感到空虚寂寞，于是抑郁成疾。

在一次感冒后，她开始畏寒，全身发抖，就开始得了这种"怪病"。按心理疾病的分类，当属抑郁性神经症。

其实，极端的怕热和怕冷也不难见。有许多流浪的精神病患者就是这样。他们冬天不穿衣服也不发抖；夏天着棉衣也不出汗。这都是感知觉障碍造成的异常反应。当焦虑得到控制后，感知障碍就会随之缓解。

全身都有"病"，关键在"总指挥"

在临床中，有的患者自述症状很多，病情复杂，从里到外，从上到下，从精神到机体，几乎都有问题。

主要症状是：经常失眠、头昏、头痛，记忆力下降；还时常伴有心慌、心跳、呼吸气阻、呃逆作呕、胃脘饱胀、大便频繁、尿频尿急、肌肉跳动、皮肤发麻或蚁行感、手足颤抖，或月经失调、白带增多，或频繁遗精等症状。

他们共同的病情特征是：时发时止，飘浮不定，毫无规律性可寻，系统检查通常无实质问题，且都有明显的精神心理症状，可以与心理疾病联系起来。这些特征大多是由情感焦虑所致，故称为广泛性焦虑症。

广泛性焦虑症是最常见的心理疾病之一。而在临床中各科的诊断结论是各种各样的，这可能是各科的诊断角度不同所致，例如：

轻度不正常脑电图；

脑动脉供血不足；

心肌劳累；

早期冠心病；

颈椎病；

慢性浅表性胃炎；

慢性非特异性结肠炎；

自主神经功能失调；

更年期综合症；

神经衰弱；

血管神经性头痛；

慢性咽喉炎；

慢性盆腔炎；

慢性角膜炎

……

面对如此众多的病名，到底谁是正确的？应该如何治疗？患者简直就像掉进了迷宫，完全没有了方向。

一天挂几个号，看几个医生，同时服几个科的药，已不是什么新鲜事了。

我曾经看过一位花了10万元还没有医好的患者。上面列出的病名，她只差两项就可以得满分。用她的话说就是"从上到下、从里到外，都坏了！"

这种情况，用任何一种躯体疾病都难以解释。如果对每一种症状都给予治疗，全身都医，也未必有效。

根据病情的复杂性、多样性、多变性、无规律性、无系统性、无实质性等特点，用广泛性焦虑症却能做出合理的解释。

广泛性焦虑症，并非多种疾病集于一身，而是大脑功能失调，导致心理障碍，产生的全身性功能紊乱的反映。这就好比一座大楼，全都没电，问题一定出在"总开关"那里。只有抓住了主要病源进行治疗，整体才能得以恢复正常。

2.这种性格有问题

你身边的亲属、朋友中是否有性格稀奇古怪的人？如果有，我要提醒你，你可要注意了，他可能就是个心理有问题的人。

心胸狭窄，是偏执性人格障碍的表现

这一类人与正常人有明显不同，他们思维方式多数比较偏执、心胸狭窄、爱面子，过分吝啬、特别小气，区区小事也斤斤计较，患得患失，犹豫不决。

现实生活中，有人为了一块钱、一个小动作、一句话、一餐饭、一点小便宜、一级工资就可以闹得“鸡毛鸭血”，一塌糊涂，甚至到了打官司、出人命的地步。确实令人费解。可以说导致这些现象发生的根源不是事件的本身，而是心理障碍造成的。

有一个青年人，很小气。恋爱一年，他从没有送过一份礼物给女朋友，请客吃饭都是在自己宿舍里。一次，女朋友请老乡在外面吃了餐饭，他足足唠叨了一个月。女朋友坚决要求分手，而他以死相要，又是上吊，又是割脉，丢了工作，没了朋友，自己却还不知道怎么回事。

鲁迅笔下的“孔乙己”和《悭吝人》中的葛兰台，他们把金钱看得很重，甚至超过一切。他们都属于这类心理疾病。

有位退休教师，坐公交车时，小偷将她心爱的挂包割开了一条口。虽然没有多少钱物损失，但她怎么也想不通，回到家后，立刻跳楼自杀了。

试想，一个人的生命难道就值一个手袋的钱吗？可见她的痛苦反应已经大大超越了事实本身。这是一个比较极端的心理疾病案例。

在现实生活中，多数人不愿面对，更加不承认是这是一种病患。他们宁肯逃避，吞嚼苦果，也不接受他人的帮助，这是一种悲哀。从理论上说，只要他们愿意接受治疗，心理辅导和治疗的各种方法对其都会有效，这也是这类人群和家人过上幸福生活的必由之路。

多愁善感，是情感控制系统在作怪

多愁善感的人，是指那种情绪反应高于正常的人群。他们对事物的感受或神经的敏感度与正常人不同，表现为对刺激反应过于敏感。不该笑的笑，不该哭的哭，该不痛的也叫痛，不该逃避的也要逃。他们敏感多疑、感情脆弱，哭笑无常，容易情绪激动，做出过激行为。这类情况除了少部分属于神经系统所致，多数与心理因素有关。

阿琼是个大学生，从小就有"害怕"的毛病。人多嘈杂她害怕，孤身一人她害怕，有人在身后叫一声也害怕。一害怕，她就心慌意乱，心咚咚狂跳，表情惊异。

事情成功了，她会几天睡不着，头脑中兴奋不已；事情搞砸了，会让她心慌心跳，满脑子胡思乱想，不能自控。

有同学上课时，用笔尖轻轻刺了一下她的手，她就忍不住高声怪叫。同学们都说她"夸张"，而她却没办法控制。

这是心理病。

有的人一看稍有情节的电影、电视就忍不住泪流满面，悲伤得好像就发生在自己身上一样。虽然他们的年龄不小了，可一看到小小血腥的、恐怖的镜头或相片就受不了，心中出现莫名的哀愁。这也是心理病。

还有一种人思维敏感，凡事总往坏处想。如家人一出门就感觉会出什么事，如车祸、打劫。约定时间一到还没有如期出现，就心急如焚，坐卧不宁，不停地看时间，唉声叹气。丈夫一外出，就想到嫖娼、外遇、婚外情。虽然，明知没必要，但头脑就是不听使唤。这同样是心理病。

以上种种都是焦虑症，只是表现不同罢了。

麻木不仁，是神经递质运作迟缓

有人特别喜欢看惊险恐怖片，是因为现实生活中的事已经刺激不了他们麻木的情绪。他们喜欢看别人是怎么害人的，怎么杀人的；喜欢看伤口怎么流出鲜血的，人是怎么样死去的，甚至怎么被肢解的……只有这样他们才会产生精神上的兴奋，得到心理上的短暂平衡。

这可能是长期低落的抑郁情绪在作怪。

有人喜欢虐待自己，对自己的身体进行摧残，令自己痛不欲生，从中发泄对现实世界的不满。他们宁肯自己折断手脚，做一个永远的乞丐，也不愿在社会中寻找一份属于自己的天空。他们用电、火在自己身上留下永恒的烙印，让自己的心灵枯死。这是自虐狂。

有个青年人，他来咨询的时候正是炎热盛夏，却穿着长袖衫。我看见他手腕上有一些不深的刀伤。经询问，原来他是一位“自虐狂”患者。

当我掀开他衣服的时候，真是惨不忍睹！他全身上下几乎找不到一块完整的皮肤。

他说，他每天用锋利的刀片，像削雪梨一样，削一块皮下来，再用牙签在出血的伤口上挠，获得一种快感。

他的病，起因是失恋。两次拍拖都在关键的时刻都因为一些小事处理不当而失败，令其痛苦万分，觉得自己是个没用的废物，由此产生自责自罪的思想。有一次，他不小心被刀子割伤手指，却没有产生痛感，反而觉得是一种快感。从此便染上了这种自虐方式。

还有人虐待他人，包括自己的家人、亲人，从对方的凄惨叫唤声中，寻求一种特殊的快乐感。这是虐待狂。

我在心理咨询室见到不少被丈夫虐待、性虐待，或者称SM性游戏折磨的人。那些被绳索捆梆成的一条条的瘀痕和那泣不成声的倾诉，令人心如刀绞。

以上这些事例都属于情感障碍的心理疾病。这些患者对个人和社会的危害不可忽视。

胆小怕事，遇事易惊，是焦虑的表现

我们在对待某些事情上，有时会表现出一定的畏缩和谨慎，这是一种正常的自我保护行为，是必要的。

我这里所讲的过分胆小是指那种无论事情大小都表现出一种很胆怯的心理状态，是一种情感障碍，它多是由不愉快的内心体验造成的。

施工员小李是一个胆小怕事，性格懦弱的人。遇到监检人员来检查时，他就紧张害怕，坐立不安，心慌意乱，不知所措，讲话舌头都不听使唤，结结巴巴，口吃得厉害。

小李之所以这样胆小懦弱，与他的家庭环境有关。他从小被父母打骂，在一种充满暴力、恐惧的环境中长大，使他对生活失去信心。

这类恐惧症表现多种多样，有制服恐惧症（如怕公安人员、怕税务人员、怕工商检查人员等）、恐血症、恐高症、考试恐惧症等等。

开货柜车的老吴是澳门人，由于对内地的交通规则不熟悉，曾被交警抄过几次牌证。由此他一见到警察和警车就心慌意乱，不敢驾驶，而将车停在路边，等警察走了才敢上路。这给他的工作带来了极大的不便。

过去，我们都认为胆小怕事是性格不好、懦弱的表现。但经过我长期观察，我发现胆小怕事与心理刺激相关。经过一些个例分析，我从帮助他们正确认知自我入手，结合行为治疗，并配合少量的药物治疗，多数人都有了明显改善，不仅生活质量得到改善，学习和工作效率也明显提高。这证明，胆小怕事这种问题是可以通过心理治疗进行较正的。

无故不开心，脑子里缺少"快乐"物质

日常生活中，有些人常常无缘无故，突然莫名其妙不开心，心情忧郁苦闷，对生活失去信心，觉得一切都毫无意义。有的人还产生轻生念头，想寻死。这些都是抑郁症的特征。

抑郁症分两类 ：

一类是原发性的，是与生俱来的，在受精卵形成时就已经有某些缺失，这可能与遗传基因缺陷有关，导致某些控制情绪的活性物质先天就存在功能障碍。

主要表现为：自卑、不善与人交往、感觉不到快乐、对任何事物都没有兴趣，吃饭不香，记性不好，学习能力低下。

另一类是非原发性抑郁症，是由于刺激引发的抑郁症，也称抑郁性神经症。患者都是由于受过精神打击。在情绪上有明显的表现，如终日心情忧郁，情绪低落，悲观失望，常悲叹不已。《红楼梦》中的林黛玉就是典型。

非原发性抑郁症，其实并不可怕。因为他的一切尽露在外，看得见，体察得到，容易找到方法进行处理。

而一个表面上看似平淡无奇，情绪平静，充满了笑容的原发性抑郁症患者。经验告诉我，那才是真正的"噩梦"。正所谓"于无声处听惊雷"，很难提防。

这类人生活很辛苦，他们的感知觉反应往往与正常人不同，心像死水一样激不起波澜。别人高兴，他们通常不知道为什么别人那么高兴。生活在这个世界上，感觉就如同行尸走

肉，生不如死。所以他们经常会产生自杀的念头。

我见过的最小的抑郁症患者只有8岁。当她向家人表示“死了算了”的时候，把家人吓了一跳。家人怎么也想不明白，小小年纪怎么就不想活了呢？还以为她中了邪。

四川人阿东是制衣厂的工人。他说，他从小就自卑，怕见人。考试考了100分，也高兴不起来。

阿东说他自初二开始就产生了自杀的念头，感觉生活很苦，体验不到生活的乐趣，具体怎么苦自己也说不清楚，总觉得生活没有意义，不如死了还好些。

他曾尝试摆脱这种困境，但却莫名其妙，怎么也摆脱不了。

他爬过高压电线杆，刚好那天停电。否则，他就不会坐在我的咨询室里了。

他憎恨老板，因为老板和别人讲话时，他都感觉是在嘲笑他。他威胁说想买炸药，与老板同归于尽。老板吓了一跳，说服并带他来看心理咨询。

经过两个星期治疗后，他好像获得了新生一样，找到了人生的乐趣，体会到了从未有过的快乐和开心。

需要强调的是，相当一部分原发性的抑郁症患者，自己意识不到，也容易为身边的人忽略。他们经常不动声色的，笑眯眯的。但这种状况往往“暗藏杀机”，且自杀动机也不容易被发现。据国外报告称，原发性抑郁症不经治疗，自然生存超45岁者不到40%。

孤僻懒散，可能是早期精神病的表现

如果一个人对于任何活动都缺乏动机和要求，对学习工作无自觉性，生活懒散，行为孤僻，甚至退缩，不接受任何劝解，那就属一种精神心理疾病。

“木头张”是一个四十多岁的单身汉，很懒，很懒，没有工作，也不愿做家务，也不和其他人交往。

因为他总是面无表情，村子里的人都叫他做“木头张”。

十多年前开始，他就说工作真累，宁愿呆在家里。家里人说帮他娶个老婆，他说：“老婆有什么用？别烦我啦！”

家里人请村长、妇联主任对他进行思想教育。他很认真听，听完后也说全都懂。等出门做了几天工，不知何故又跑回家了。

就这样反反复复做了十多份工作，结果还是一事无成。后来，发展到吃饭、冲凉都要家人叫，不叫就宁可“饿死”、“脏死”。

冬天，他晒太阳，可以从早晒到太阳下山，看电视面无表情，从不笑。和别人打招呼，他嘴都不愿张开，只“哦”一声，就算应了。

这是一种非常典型的精神分裂症，同样是一种具有明显大脑物质功能失调的心理疾病。用抗精神药物治疗会取得神奇效果。

现实生活中，有许多这样的心理病，被误认为是“思想问题”而长期得不到治疗，应该引起人们的重视。

3.你的脾气怎么样

我请大家留意一下自己的脾气。如果你从下述的表现中看到了自己的影子，那可要注意了。

整天脾气暴躁，是暴发性人格障碍

脾气是人情感的外在反映。如果情感发生障碍，出现不正常的过激反应，产生冲动、暴躁行为，这种情况就属于脾气暴躁。

在心理咨询过程中，经常可以遇到一些脾气古怪的人。他们常常为了一句话，一件鸡毛蒜皮的小事吵吵闹闹，搞得大家不开心。

对于一般人来说，我们会很不理解这样的行为。无奈之下，只有归结于他们脾气不好、修养不好，或者把那些从小就“怪”的人称作性格不好。这是一种误解。

脾气人皆有之，但如果情况严重，累累发生，动不动就又打又骂，甚至不顾后果，不受控制，就属于心理疾病了。

小郭为人正直，勤奋好学，对工作一丝不苟。但就是脾气一直很暴躁，遇小事也极易上“火”，经常为一些鸡毛蒜皮的小事吵架、打架。打过多少次，连他自己都记不清了。他先后换了3间工厂，结果都被开除了。

他明知是自己不对，但却无法控制自己的情绪，这说明小郭的情感障碍已相当严重。

阿云有个好丈夫，又有份不错的小生意，但就是控制不住自己的情绪，经常发脾气。她说，人一烦起来就好像心中有火，不发不行。找不到碗她要骂，谁的几块钱扔在桌子上她也要骂，牙膏没有了她骂，窗子没有关好她骂，车子有灰尘了她也骂，肥皂不见了她也骂，为此整天对着丈夫“磨牙”，一天不发火，好像就过不了日子。丈夫认错还不行，一直吵到自己精疲力竭方才罢休。

有个船老板，脾气更坏，整天像只斗鸡。他一天到晚对着自己的家人骂骂咧咧，又拍桌子，又摔东西，暴跳如雷。

脾气一上来，十头牛也拉不住。鸡毛蒜皮的小事，他可以闹得天那么大。打老婆、打孩子是常有的事，搞得一家人“鸡犬不宁”。全家人都怕他。

不仅如此，对外人也一样。只要脾气一起，就忍不住，见人就骂，全村的人也怕他。一看见“石头陈”的船过来，就想着法子躲开他。

他的病还与天气变化有关，每逢有个阴天下雨，再遇到什么小事不顺心，那阵气就会越积越深，非爆发出来这心里才舒服。

有一次，他想吃炒鸡蛋，而他的妻子却做了蒸鸡蛋。就因为这点小事他大发脾气，大吵大闹且不用说，气到竟然将自己的船捅了一个洞，沉到河里去了。

村里的人都说他有病，他自己也觉得心理有问题。于是村长亲自送他带来我这里看心理咨询。

经过系统治疗，他们的暴躁情绪明显受到控制，人也变得开朗了许多。“石头陈”还跟我开起了玩笑：“甘医生，现在是我老婆经常打我，怎么办啊？”

上述病例，在心理学中称暴发性人格障碍。这类病在生活中也很多见。它的形成与先天大脑物质活动有关，是某些控制情绪的物质失调而产生的。

脾气暴躁看似小事，但作为一种疾病却不能忽视。如果得不到及时治疗，随时都有可能触发暴力行为，甚至犯罪。

做事心急、没耐性，是浮躁心态作怪

一个人考虑问题不周，出手轻率、急躁，做事心急，没有耐性，这就是浮躁心理的表现。这类人办起事来喜急功近利，恨不能一下就能解决所有问题；他们精力充沛，思维活跃，却缺乏稳定性；什么都想做，一想到就非做不可，好盲动，富有冒险精神，而不顾后果。

比如，做生意、炒股票，他们急功近利的表现尤为突出。研究了几十天，做好了计划，心中提醒自己别冲动。但只要别人说几句话，就偏听偏信，躁心浮起，当即改变主意，把自己过去的什么计划考虑统统抛弃，不理风险，不理家人的阻止，不加形势分析，盲目涉足，冲进冲出。

这就是一种心理疾病。

产生这种浮躁心理的原因主要是社会变革带来的冲击，特别是那种处于社会里的比上不足，比下有余的“中间人”，尤其容易产生。

其次是个人攀比心理作怪，他们对当前的生存环境不满意，“人比人，急死人”，或认为自己有更大的能力，可以超越别人，因而心神不宁、焦躁不安、迫不及待，为金钱、地位而奋斗。但因为缺乏相应的恒心与务实精神，缺少对自身的社会知识和科学知识的准确定位，所以使他们变得异常敏感和夸张，稍有诱惑即冒险挺进。

浮躁病患者发作时，容易形成固执的病态观念，且死不回头，不愿听从旁人的意见。好冲动、情绪化，带有很大的盲动性，好表现，爱摆阔气。

因此，心急浮躁不仅会伤及自己，同时还会累及家人，甚至损害国家利益，应当引起人们的重视。

行为极端，是反社会性人格障碍

有一位初三男生，经常逃学、打架、偷东西、辱骂老师，且屡教不改，严重影响学校的教学工作和其他同学的正常学习。他在家长陪同下来心理咨询。

他是个地地道道的行为极端者。他坐在椅子上，左摇右摆，对医生提出的问题不理不睬，摆出一副极具挑衅的姿态。

他把嘴揍近我的脸，双眼凶恶地盯着我说："你真像一条狗！"

类似这种心怀敌意，具有极端行为倾向的人，他们大多有某种心理障碍，例如：在生活、工作、学习等方面受到某种压力，而产生敌对情绪，或者是缺乏良好的家庭教育，或社会环境等方面的不良影响。

具有这种敌视倾向的人，极易冲动，容易采取极端行为，如果不及时治疗，帮助他们从扭曲的心理恢复到正常的状态，随时都有可能触发犯罪危机。有许多的青少年暴力犯罪案件正是这样发生的。从这个意义上来说，心理疏导是预防犯罪的有效途径。

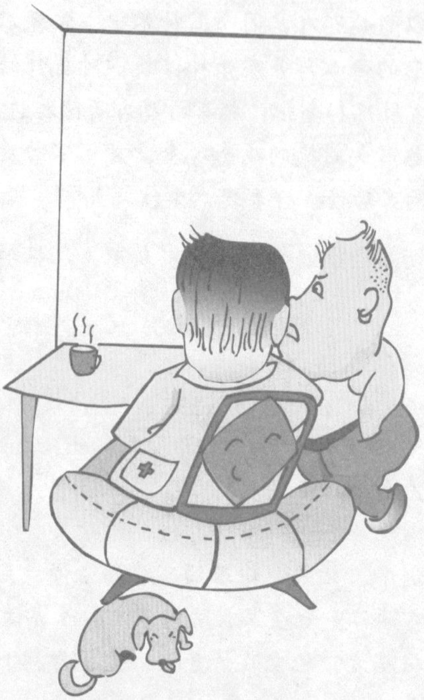

把嘴揍近我的脸，凶恶的双眼盯着我说：“你真像一条狗！”

4.你有这种表现吗

如果你有下述表现，千万别不当回事，但也不必紧张。我想提醒你，一定要重视，最好是找心理咨询医生看看。

纯粹性功能障碍，与社会心理因素相关

性冷淡、阳萎、早泄都是常见的性功能障碍，除了部分属于性器官发育不全和其他生理功能障碍之外，大多因心理因素引起，尤以情感障碍为主。多数是因夫妻感情不和、性生活不协调、激不起情感冲动，或者是因为疾病困扰、生活负累、工作紧张、心情压抑、提不起兴趣等等。我将之称为情感性性功能障碍。

由于我国的婚姻现状比较封闭，性观念比较落后，生活水平较低等原因，我国的性功能障碍问题十分突出。

在中国社会中，性冷淡、阳萎、早泄等，困扰着许多家庭。有的无暇顾及，听之任之。有的造成夫妻感情危机，导致家庭破裂，甚至引发许多社会问题等。

所以说，性功能障碍的问题不是个人隐私的问题，而是关系到家庭稳定的社会问题，应该引起全社会的关注。性冷淡患者尤其值得重视。

情感性性功能障碍主要是社会心理因素所致，光靠激素药物不能从根本上解决问题。因此，更应该注重加深夫妻感情，摆脱旧的性观念的束缚，建立起新的性观念，努力改善生活环境，提高生活水平，创造新的生活，这才是解决问题的重要方向。

我要提醒那些工作忙碌的大丈夫们，不要因为你们工作忙，就把夫妻之间的这种正常的事情不当一回事。

我也要告诉女同志们，不要以为男人什么都懂，不要以为不说他们也知道。

性生活是婚姻的基石，家庭的基础。没有和谐的性生活，婚姻就没有保障，家庭的大厦就有可能倒塌。

追求满意的性生活这是人之天性，也是动物界的共性，并非邪念，更不是难以启齿的事，而是堂堂正正的事。

我认为性是影响人们生活质量的重要因素。我们设想，如果一对夫妻住洋房、开汽车、穿得好、吃得好，样样享受，但没有美满的性生活会是什么样呢？

要正确认识性生活在家庭中的重要地位，建立全新的性观念，提高性生活质量，自觉把家庭搞得更好，让人们生活得更加幸福如意。这才是家庭生活所追求的目标。这也是攻克性功能障碍的重要方向。

10多年前，我曾看过一本美国很畅销的小说《圣床》。这本书曾经有许多争议。但我认为，其中一些关于如何通过练习和心理辅导，缓解紧张情绪，提高性兴趣，促进内分泌，逐渐建立起性生活的信心，我认为是有道理的，而且是有效的。书中所介绍的一套治疗方法，就是建立在性功能障碍，主要是情感障碍产生的性功能障碍基础上的，是一种纯心理的治疗方法。

对于患有性功能障碍的人，不防试试做些努力，夫妻相互配合，耐心坚持下去，经过一段时期的练习，再配合使用一些相关的药物，就一定会收到很好的效果。

整天担心自己会有病，是一种疑病症

我在心理咨询门诊碰到许多没有病却被吓得半死的人。一个人好好的，却总想自己有什么病，担心医院的设备检查不准确，又或是检查准确了，却不相信医生会说真话，会耽误了治疗。每天为这事烦恼不已，坐卧不安。这是一类疑病症，下面就是个典型。

阿权身体健硕，一向喜欢体育运动，曾是学校篮球队的主力。1997年体检时，发现"乙肝阳性 ——小三阳"。

事后，他在各种传媒中听说："乙肝三阳"一定要注意，否则就会转变成肝炎，肝炎医治不当会变为肝硬化，肝硬化就有可能变成肝癌。

他被这些宣传吓坏了，起初总感到右肋下隐隐作痛。于是，他到大医院找专家，要求搞清楚自己的"病症"。

然而，通过各项检查并没有发现什么异常。有的医生说没问题，不用服药；有的却说不能忽视，有必要预防。

4年来，他惶惶不可终日，不断到医院检查服药，却始终不能解除他的恐惧心理。这严重影响他正常的生活工作。

热爱自己家人的妇女，特别是不愁吃、不愁穿，非常满意自己的家庭环境的妇女，更容易患此病。她们为了保持现有的状态，非常怕有什么不测会破坏了现有的“平衡”——如自己和家人会因病死去——因而非常注意健康问题，并为此忧心如焚，终日惶恐不安。

这种恐惧会加重心理负担，过分将注意力集中到躯体上，只要什么地方有那么一丁点儿不舒服，就会立即想到“癌症”等绝症上去，令他们耗费大量的精力和时间，不停地在医院转圈圈，重复做各种检查，甚至服用许多完全没有必要的药品和保健食品，给国家和自身造成不必要的沉重负担，同时影响正常工作和生活。

疾病恐惧症的表现多种多样，有癌症恐惧症、艾滋病恐惧症、心脏病恐惧症、中风恐惧症等等。在SARS肆疟期间，还出现了一种恐惧症，叫SARS恐惧症，它的临床表现就是对病毒、细菌恐惧万分，没有安全感，不敢外出，不敢接触未消毒的物品，一天到晚不停地重复洗手、洗衣物。

有位患者一个月时间，单洗手、冲凉就用了一百多吨水，相当于一间小型工厂的用量。

有位内科医生对我说：“外面来了个富婆，什么都不缺，老公生意相当棒，对她也很好，一仔一女又听话，学习努力，家财万贯，单房产都有几十处。”

我问：“什么问题？”

那医生说：“天天来找我们看病，全部都验过了，什么问题都没有，怎么说也不相信，烦死了。下面内科的医生也都烦得不得了。我强迫她上来的，帮忙搞搞吧！”

看她皮肤光滑，一身富贵。拿一叠检查单出来，可没有一张是有价值的。等她呱啦呱啦讲了一大堆后。我分析了她的家庭、经济、人际关系，问了三个问题：

1.除了健康，你还关心什么？

答：没什么了！

2.朋友多吗？

答：不多！

3.还关心这个社会吗？做过慈善吗？

答：就管孩子的事，什么慈善？

由此可见，她的人生观、世界观已经变了。试想，人生如果没有了追求，没有了朋友分享，没有了博爱，还有什么美好可言。孤芳自赏，固步自封，就是她产生疑病症的心理基础。

疾病恐惧症的表现多种多样。它的机理是，忽略社会、集体和正常人际交往，注意过度集中于自身，夸大保健作用，蔑视机体的自我调节功能，导致心理扭曲。

患了这种病症的人应该注意：

（1）多培养兴趣，不要以为自己不喜欢就可以放弃，有机会就主动参与；

（2）多关心别人，做好个人定位，放低“身价”，多从别人那里收集信息；

（3）树立良好的疾病观念，对死亡现象理性看待，正确理解人生的目的和意义。

疑病症的心理治疗：

行为治疗有效；催眠治疗可选。

疑病症的药物治疗：

疑病症多只有对症治疗手段，睡眠不好，多思多想的，可以用一点抗焦虑药；情绪不稳定的，用一些情感稳定剂；低落者，选择抗抑郁药。一般情况：治疗期大约3个月，维持减药期3~6个月，之后可逐步停药。

恐惧手淫的人，是一种特殊的恐惧症

我在心理咨询门诊过程中，碰到许多“手淫恐惧症”。他们多数是青少年时期开始手淫的。成人以后，看了一些有关方面的资料、书籍，才担心过去的手淫会对身体造成伤害，担心被伤害了的身体将永远不能恢复，于是开始感到恐惧，并为此睡不好觉，胡思乱想，情绪焦虑。

有位身体强壮的小伙子，来咨询的时候，紧锁眉头，说：“下面痛，总也医不好”。原因是因为那时年轻不懂事，天天手淫而造成的。

为此他看了不少有关书籍，担忧手淫会伤害身体，造成不育，于是感到恐惧。他曾经做过不少检查，怀疑是前列腺炎，所以服了很多药，但症状不减。

我认为他“下面痛”是在手淫了一段时间后，看了书才出现的，说明他的病症与手淫无关。

而疼痛的部位不在前列腺，而在小腹，距离前列腺还有一段距离。

再者，他的症状不像前列腺炎的症状，因为前列腺炎，通常有小便等待时间长，排尿时间延长的特征，在站立、疲劳或小便后疼痛才会加剧，而他多是在休息状态下出现。

此外，前列腺炎除阴茎根部胀痛外，一般还有粘性液体流出，内裤容易脏。

因此，可以断定他不是前列腺炎，而是属于一种恐惧性神经症。

在心理咨询中，还有许多类似于这种情况的个案。我认为心理咨询看到的手淫这一问题仅仅是“冰山一角”。社会上一定还有相当多的人为此感到困惑。所以有必要在此谈一点自己的看法。

古人有“精满自溢”的说法，就是说这是自然现象。育龄期的男性会在大脑激素的刺激下自动生成精子，并产生性冲动，如果没有正常的性交往出现，就会出现正常的溢精现象。

人在溢精前会因为激素的作用，使情绪变得急躁，产生不舒服的感觉。这一点许多动物也一样，还会为了交配而互相厮杀。

科学家证实，如果通过手淫，将这一生理过程减压，自然会对人的激越情绪起到减缓作用。这对于保护自身健康不会有害处。害处只限于频度，如果一周不超过两次均视为正常。大可不必紧张恐惧。

反复无意义的回忆，是强迫思维

这是一种对已经过去的事物进行毫无意义的回忆，明知不必要，而自己却难以控制，内心十分痛苦。

有位妇女在商场购物时，见到一男一女两个人在吵架。突然，她看见那个男人对着那个女人的脸吐了一口痰，她当即感到恶心，回家后就不受控制地重复想着那个吐痰的场面。她明知和自己没有关系，也不是什么大不了的事，但那印象就如同在自己的脑海中烙了一个印，怎么也抹不掉，令她痛苦万分。

对此，大多数人觉得难以理解，许多家属也总是这样劝患者：“你一天到晚想这么多干什么？你不想不就行啦？”然而患者却很无奈。因为他们病了，没办法放下。

其实，人们应该理解患者。试想，如果患者能控制思维，就像咳嗽的人忍住咳嗽，拉肚子的人忍住不上厕所一样，那就不算一种病了。

此外，患战争综合症的人强迫性思维过去的恐怖场景，也属强迫回忆。

值得注意的是，某些强迫思维症，特别是那种自身没有痛苦感觉的强迫思维症，极有可能就是精神分裂症的早期表现。

反复检查、重复动作，是强迫行为

经常见到这样的人，对什么事总是放心不下，反复检查。

刚刚小便完从厕所出来，临要出门，又要进厕所；明明是已经关好了的煤气阀，还是放心不下，再反复检查多次；刚刚关好的门，才走了几步，还是不放心，又回头去检查，有时还需反复检查多次，否则一天都放心不下，总感到不安。

这种情况许多人都有，也许你就是其中之一。

这种毛病虽无大害，但如果严重到影响正常生活，也是一种心理疾病，叫做强迫性神经症。这是由于思维障碍所致，如果症状严重，还是应该治疗为好。

有一位中学生，走路的时候，喜欢数地上的地砖，"一、二、三、四……"差不多到家了，好像又没有数对，再倒回去重数。有时一次要数几遍才放心，因此经常迟回家。虽然受到家长的责骂，自己心里也想改，但那种强迫冲动却无法控制。

这就是心理疾病的表现。

有一位经理，他对工作一向认真负责、一丝不苟，对下属要求严格，从不在公众场合嬉笑。

一天，他急匆匆出办公室，不慎被放在门口的拖地桶绊了一下，跌倒在地。公司职员哄然大笑。他感觉受到了羞辱，起身对着那桶狠狠踢了一脚。

从此，他患上了一种怪病——强迫症。每天必要对着那个桶踢上一脚，他的心里才舒服。

有一天他回到家，总感觉有什么事还没有做完，但就是想不起来。直到入睡时，他才想起原来自己忘了踢那桶。

他怎么也睡不着了。他想坚持不再做那件"傻事"，却无法控制自己的思维，并为此万分痛苦。就这样，一直熬到深夜4点，还是忍不住起身，开车到公司，打开门，直冲着那桶奔过去，对着桶"咣"地踢上一脚。

这一心理疾病困扰了他4年之久。他太太为此十分着急，多次来见我，要我帮助她丈夫解除这个心理障碍。由于他本人十分要面子，不肯来医院。一定要我到医院以外的地方进行咨询。我抽不开身。这样一拖就拖了半年。最后，他左躲右闪还是来了。

经过几次心理治疗和服药治疗后，他的症状就明显得到了控制。

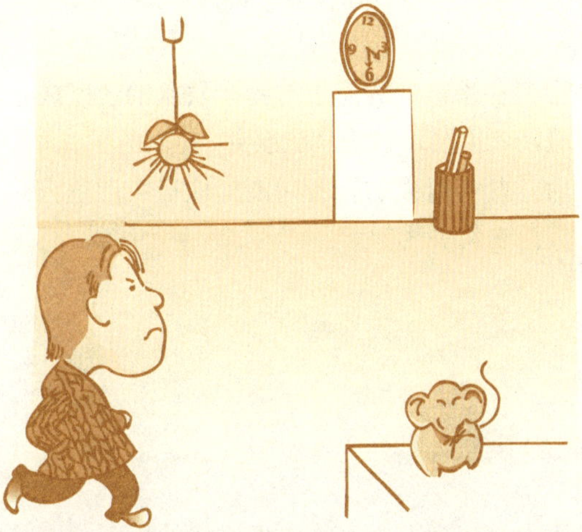

直冲着那桶奔过去，对着桶“咣”地踢上一脚。

怕见人，是社交恐惧症

有的人怕见人，不敢与人交往，在社交场合显得情绪紧张、心绪不宁、不知所措、心跳加速、面红耳赤、出汗多，令自己坐立不安，甚至头脑空白。这也是一种十分常见的心理疾病。

它的主导因素就是过分注重自身在别人心目中的形象，从而产生自卑情绪，弱化自己，低估自己的价值。

患社交恐惧症的人内心十分痛苦。他们在别人面前，总喜欢掩饰自己的缺点，怕别人看到自己的短处；希望别人永远只看到自己的优点，并赞许自己。

患社交恐惧症的人并不知道，其实每个人都有优缺点。与人相处只不过是向人学习长处的一种方式罢了！目标不明是产生怕的根源。

当然，从另一个方面说，大脑功能的失调，才是产生这种病症的根本。目前对社交恐惧症的治疗已经有很好的药物，一般合作良好，经过3个月的治疗，其大部分社会交往功能都可以恢复。

值得注意的是，社会交往恐惧症的发生与社会发展的速度成正相关，社会发展越快，人际交往转换越频繁的地区和人员，发病率就会越高。

怕见人不会危及生命，却会对人的社会功能构成极大的危害。人际交往的缺失，会导致幸福指数下降，同样值得人们关注。

怕尖锐物品，是特定恐惧症

我在心理咨询的过程中，碰到不少患特定恐惧症的病人。追踪他们发病的原因，大多都有刻骨铭心的不愉快的亲身体验。

有一个女孩怕尖锐的东西。只要看到尖锐锋利的物品，她都会产生恐惧的情绪，如针、刀、剪、玻璃、铁枝、铁钉，甚至笔尖等等。

这是因为，在她小时候，有一次用刀子切菜时，不慎将手切伤，还遭到父母的责骂。

这一事件不仅对她的身体造成损伤，而且对她的心灵也造成极大的伤害，久久不能抹去。从此，凡是看到尖锐物体她就感到恐惧。

在生活中，如果因为某种原因，使我们对某些事物产生了和一般人不同的特殊恐惧感觉，就应引起重视，努力调整心态，克服自身的问题，达到心理平衡。

如果通过努力，仍不能摆脱，就有必要寻求心理医生的帮助。

过分怕脏，是有“洁癖”的表现

说到脏，绝大多数人都怕。讲究卫生、饭前便后要洗手，自是完全正确的。但怕过了头自然就不正常。

我在心理咨询门诊经常可以遇到怕脏的人。那些强迫洗手的人，对脏的过分敏感令人不可思议。

非典时，有个女孩子，看了宣传片后，总感到手脏，一有空就洗手，每天洗手几十次，还用牙刷刷手，直至出血，还是认为不干净。就算洗完了，也不敢用毛巾擦，因为她认为毛巾上也会有细菌。双手一直举着，直到自然风干为止。

有些人只要家里有一点点不干净，或者桌子上有水滴就心里不舒服，非要搞好和擦掉才行。否则，心中闷闷不乐。

还有的人，特别是从事医疗工作的人员，他们对细菌的恐惧达到难以理解的地步，一天必须换几套衣服。有位护士在自己家门口搞了个柜子。每天下班回家，她自己和家人的外衣是不准穿进屋的，必须挂在外面。这给家人的生活也造成了诸多麻烦，她的家人为此也十分烦恼。

这就是我们说的洁癖。

最新的研究表明，洁癖的产生是对某个思维概念产生了放大效应，是大脑思维出现环形的反映。洁癖当属强迫症范围，是强迫行为的代表症状。

怎样面对洁癖?

在我们生活水平不断提高的今天，关注卫生，讲究卫生，是每个公民应该注重的事情。但过分的严谨和讲卫生，并不值得推崇。原因是它同样会影响一个人，甚至他人的生活状态和素质。

要知道这个世界每个角落都有细菌存在，不可避免。而我们只要在有限度的范围内控制，对健康不仅没有坏处，反而还会增强免疫，让机体自身建立良好的防御功能。这样才能真正减少患病，就算患了病也能自我调整，防止疾病恶化，这才是优良的健康理念。

试想，一个从不接触细菌，没有任何防御机能的个体，一但与外界接触，患严重疾病的机率有多大。这无异于一只圈养的动物放归自然，是多么可怕的事。

怎样治疗洁癖?

轻度的洁癖只要提高理性认知，知道洁癖是一种心理疾病，而不是思想问题。把讲究卫生与推理的疾病分离开。拒绝完美，保持良好心态，以适应环境作为健康的目的。"好坏结合，高低搭配"，把为生活营造宽松愉快的环境作为目标。通过以上方法，我相信轻度洁癖患者多数可以有所改善。

而严重的洁癖，则必须经过心理治疗，甚至是心理药物治疗才能达到一定效果。

运用行为治疗法：如急进的"暴露疗法"，渐进的"系统脱敏疗法"都会对强迫性"洁癖"产生效果。

有针对性选择抗焦虑药物（阿普唑仑、舒乐安定等）和国家批准治疗抗强迫症的药物（帕罗西汀等），在心理医生的指导下运用会有奇效。

过分怕批评是心理素质低下的表现

是人，总有对错的时候，没有人能一辈子不犯错，而不被人批评。但有的人虚荣心太强，总想在世人面前展示自己的优点，接受表扬，而对于批评就尽可能回避。这也是一种不正常的心理状态。

有位总经理，曾经风光一时。但有一次，他被领导批评"口吃"，因此自尊心遭受了重大打击。此后，他再也不敢当众发言，不敢与他人的眼睛对视。

家人以为他"中邪"了，无数次用高价请来神婆为他驱鬼，带他上佛地念经。但是却无济于事。

他在家经常发脾气骂人、摔东西，不去上班，也不听人劝，任由自己沉沦。两年过去了，他好像变了个人，生意也一落千丈。

一次小小的批评，就改变了他一生的命运，可见怕批评这种心理障碍也不能忽视。

一个成绩优异的中学生，学习很认真，对自己要求很严格。一次测验时，由于抄错了老师板书的试题，结果发生了重大错误，并受到老师严厉批评。

由于产生了恐惧心理，只要老师一写字他就感到紧张不安，生怕自己看不清写的什么字。他越紧张，就越看不清，越怕看不清就越紧张，无法控制。伴随而来的就是注意力不集中，头脑混乱，妨碍了他正常的学习，导致他在半年内学习成绩一落千丈。

对于这种恐惧心理，许多人都有所体验。比如考试、填表时，情绪紧张，很怕出错，结果越怕越错，越错越怕。考试怯场就是一种常见的恐惧心理。

这是因为，过分紧张导致我们身体内的激素水平会比平时高许多，人的植物神经会因此变得亢奋。从理论上来说，这反而会抑制正常功能的发挥，令机能紊乱。

人在一生之中犯错在所难免，有点小错误被人批评批评，可以点醒自己。只要放松心理，正确看待，保持警觉性，那么在重大事件中“翻船”的可能性就会降低。所以批评也并非都是坏事。

我个人认为，能够主动暴露自己的缺点，就是心理素质过关的一个标志，同时也是即时修正自己，克服困难，战胜自我的手段。回避缺点，对于一个人的心理发展本身就是一种荼毒自己的行为。通过观察我们可以发现，凡事敢于正确面对缺点的人都有比较好的心理素质，这就是最好的说明。

5.且说"综合征"

近年来，社会上出现了许多有关"综合征"的新名词——"老年综合征"、"文明综合征"、"都市综合征"、"网络综合征"、"移民综合征"……这些本质上都属于环境适应障碍的心理疾病。

所谓"综合征"

所谓综合征，我个人的理解是，同时具有多种症状的一类疾病的代名词。患者主要表现为代谢混乱，情绪不稳，心跳心慌，食欲不振或暴饮暴食，消化不良，肠胃不适，失眠多梦，头昏头痛，记忆下降，肩颈背痛，注意难集中，烦躁不安，心神不宁等等。

症状复杂多变，飘浮不定，时好时坏，毫无规律。

这一类疾病找不出与躯体疾病的直接联系，系统检查也查不出原因。但大多与环境有关，而且症状表现符合心理疾病的特征，因此大多属于心理障碍方面。

所以，有充分证据显示"综合征"就是一类由环境诱发的心理疾病。

"老年综合征"要解放思想

20世纪七八十年代，新中国成立已有三四十年，一大批工薪女性正当进入更年期，开始步入老年。此时，有许多女职工、女教师感到心烦意乱，头昏头痛，脾气暴躁，食欲大减，睡眠欠佳等等，但又查不出原因。

经研究发现，这些症状与更年期，内分泌失衡有关，遂称作"妇女更年期综合征"。

一时间，许多50岁左右的妇女都说有类似情况，只是程度轻重不同罢了。

后来发现，不但是妇女有，男性也有更年期综合征。

这就说明，更年期综合征不仅仅是与月经失调联系在一起，而且以年龄老化有关，所以我觉得用"老年综合征"比较合适。

老年综合征是因为年龄老化，代谢减弱，以及进入老龄阶段后，面临着离退休，工作条件和生活环境发生变化，以及丧偶、独居等不良影响，而产生的心理障碍。

在这些人群中，老年综合症在离退休干部和知识界人士中的表现最为突出。因为这一群体，有一种失落感，一但要离开自己所心爱的工作岗位，就感到心中空空荡荡，没有了精神寄托，心理极不平衡，容易发生老年抑郁症。

电视剧《激情燃烧的岁月》中所描写的离休干部石光荣就是一个患有老年综合症的典型人物。

在欧美国家，一般人60岁退休。他们退休后，大多数喜欢四处旅游，种花养草，生活轻松愉快。

在中国，老年人的晚年生活通常比较悲哀。他们身体还好，还能干事，却因为劳动力过盛，只好无奈退休，然而辛辛苦苦干了几十年，人退休了，事情却没有停下来。

有人调查过，在中国，绝大多数的城市人，退休之后多数会成为子女的“保姆”。他们带孙子、做饭、搞卫生、做功课“辅导员”，一天到晚忙个不停，丝毫不比工作时轻松，相当一部分人完全没有自己的时间。

为什么要这样做？

“没有办法呀！我不做，他们怎么办？” 许多人这样说。

每天呆在家里，生活单调、枯燥，没有生机。时间长了，就会渐渐失去了生活的乐趣，心理问题由此而生。

因此，在中国，老年人患抑郁症的比率肯定比国外要高。

有位患老年抑郁症的妇女，对我哭诉说：“我们家的事太多了，怎么做也做不完。我身体又不好，又有心脏病，又有更年期综合征，还有高血压。不知道今后可怎么过啊？”

我对她说：“你应该放开一些。”

她说：“我要不做的话，子孙连饭都没得吃。”

我说：“是你把他们都惯坏了。你要是死了，子孙就有饭吃了。”

我劝她：“你算一算还能活多久，一共有多少天？你呀，活好一天算一天。也许明天就会死在厨房里，到那时什么也不用管，一身轻松，岂不好事一桩。”

“我真的想过，死了就好了。”她说。

这就是抑郁症的典型表现。

还有些老年人，因为过惯了苦日子，以节俭为荣。这也舍不得买，那也怕花钱。一辈子什么也没享受过，就为了儿女的“幸福”。

可是儿女也没有叫他们省钱，只是自己一厢情愿。省啊省，最后，一患病就把全部积蓄交给医院了。

我认为这样的做法不划算。人活一世，对亲人、对朋友、对同事、对国家应该尽义务，这没错。可并没有说你将所有的积蓄交给下一代，或上交，或做善事就是最佳选择。这是心理上的一种障碍。你应该明白你已经辛勤劳作了一辈子，享受自己应得的财富，是理所应当的，而不是什么羞耻之事，甚至更不应理解为“浪费是极大的犯罪”。否则，你的心胸会因此变得狭隘，会有许多事想不通，抑郁也容易乘虚而入。

我的建议是：

中国的老年人一定要把心胸放开，要与时俱进，把自己的生活安排好。

首先是把住安排好，子女多就不要住得太固定，这里住住，那里玩玩，再回自己的窝里养养，生活就多一些新鲜感，时间容易过。

二是吃好，过去没有吃过的，或者喜欢吃的，大方一点，自己出一部分钱，主动出击，享受享受，感受生活乐趣。享受不起的，也可以大方向儿女提出，但也不要太勉强。行就行，不行也很自然嘛！

三是玩好，过去忙没有时间去，又想去的地方，退休以后是时候去看看了。身体好的走远点，身体欠佳的走近点，次数多点。不要等到走不动了才想起，那会成为一生的遗憾。

四是少管闲事。人老了，思想更要改变。要明白现在的年轻人知识水平普遍比你们高，有什么问题他们都会问，问不了也有网络可以查，难不倒他们。子女的事当然要关心，但不是像保姆。尽己所能处理好婆媳关系，多体谅，多指导，而不要用以前的观念和经验来教育别人怎么做事。大事帮助，小事过问，无事不要哆嗦。这是原则，对己对人都有好处。

“文明综合征”宜平淡生活

社会发展了，物质生活丰富了，也要注意心理卫生。有一种鲜为人知的心病，我们称为“文明综合症”。这是一类让人在不知不觉适应中能力下降，情感变得脆弱的心理病。

文明综合症多发生于社会发展的高峰期，发生的人群多处于文明社会的中上层阶级，特别是白领阶层、富裕家庭。

因为他们什么也不缺，所以谈论的话题多已不是有没有饭吃，或吃什么。他们什么都吃过了，基本是想吃什么就吃什么，以至于没有什么食物能够刺激食欲；也不是议论有没有房子住，因为他们不存在这个问题，只是房子大小、漂不漂亮、距离远近而已。物质欲望完全满足，没有留多少空间。

在外他们打扮时髦、香味袭人、浑身名牌、彰显高贵。表面看，他们轻松愉快，与人交流的主题多是时尚、品牌、美容、护肤，当然如果能加入一些有品味、有争议的作品或思潮，会令他们感觉高档，产生兴奋，并自我欣赏。“雅”是其出现频率较高的词，在他们的心目中就代表文明；而“粗”就是其反意词，是“俗”的东西，不文明的表现，可以不屑一顾。他们的精神欲望也趋近饱和，定性后发掘空间也不大了。

这种状态的产生，是因为思想过分超越了社会发展的速度，导致心理偏差，生活观念屏蔽了社会现实，时间长了，就会形成“排斥”反应，产生自恃清高的情绪。认为只有令自己舒服的事物才是好的，文明的；不舒服的就是坏的，粗俗的东西。以至于什么也看不惯，眼睛往上斜，看不起人。过分怕脏、怕噪，哪里也适应不了。

这种状态下的人，情绪极易受影响。总是怨声载道，总认为没有人能理解，从而使自己的生活圈子越来越小，产生孤独感。同时，对品味要求过高，喜欢标新立异，也喜欢对别人的外貌、行为品头论足。反过来，又十分在意别人对自己的评价，由此变得心胸狭窄，容易动气，并经常出现入睡困难、心烦易怒、提不起兴趣等。

“文明综合症”在个人家庭生活中，也会遇到不少麻烦。他们对伴侣的宽容会逐渐消失，对子女的要求会越来越高，从而导致家庭矛盾上升、关系紧张，文明综合症也是导致“白领阶层”离婚的一个常见因素。

小贴士：

（1）提升生活档次是必要的，适当降低个人要求，也很重要。跟随社会脚步，不可过快，当然也不要太落后，这是预防文明综合症的良方，要“与时俱进”；

（2）分清生活与工作环境，在生活中安排六成的时间享受高品质的生活，用四成的时间做运动、下乡、旅游，使生活"丰富多彩"，或体验一下普通人的生活。这些都有利于正确定位自己。在工作中不夸张、不张扬，只求做好事，不求别人表扬，降低虚荣标准，是消除文明综合症的手段。

"工作狂综合征"不全是能力强

每个工作环境都会有超乎寻常努力工作的人。交给他的任务很快就能完成，甚至抢着做，不做不舒服，就算是过了下班时间，也不想离开工作岗位。这样的人一开始会给人留下良好的印象，但时间长了他们的毛病也就显露出来了。我们称为"工作狂"。

工作狂综合征主要是工薪阶层，特别是处于中间位置的人士，如干部、经理、教师、职员、工人等等。

这类人的主要毛病就是强迫自己将全部的精力投入到工作中去，否则就会感到空虚、无聊。

"工作狂"对生活要求不高，他们在办公室叫个快餐、吃碗方便面、几块饼干就满足了。这样他们就可以腾出大量的时间进行无休止的工作。

"工作狂"把工作作为生活的惟一目标，是一种"偏食"行为，他们不能合理地处理工作、学习及家庭的关系，常常引起家庭关系紧张，这是一种意志行为增强的表现。

但由于其承受的工作强度较大，心理压力自然较大，所以容易发生头昏头痛、失眠、记忆力下降、食欲不振，并伴有肩颈腰腿酸痛等综合症状。我们把这叫做工作狂综合征。

患了"工作狂综合征"的人，他们过于追求工作完美，总想实现过高的人生目标。他们认为正常的生活也会丧失宝贵的时间，令自己的"计划"延迟。他们工作起来不知疲倦，在细节上对自己严格要求，力求做到分毫不差。

他们走路匆匆，从不留意身边的景物。他们认为任何美丽的东西，还没有到欣赏的时候。

在领导和同事面前他们不愿听到半句批评。对上级安排的工作从没有怨言，反而有一种满足感，特别是一般人不能完成，或别人怕做的工作。因此他们有相当的自我挑战精神，是工作中的好手。

患了工作狂综合症的人，应该好好反省一下自己，要花点时间和精力研究人生的目的和意义，把过激的行为做适当的修正。否则，不仅个人和家庭的生活质量会因此而大打折扣，还会影响到自己的人际交往，甚至有可能会被人误认为"野心"大，而妨碍了事业发展。

工作的真正目的归根结底还是为了生活过得更美好。过分追求工作的乐趣，而忽略或者放弃了真实而美好的生活是不值得的。

工作狂的对策：

（1）转移部分注意力，努力投身到美食、美容、健身、旅游中去，确保自己有个好身体、好精神；

（2）适当缩小事业目标，把眼光放近一点，解剖工作，分解工作，抱着只要把当前的工作做好就满足的心态，就有成就感；

（3）放弃好高骛远的心态，切忌与人攀比。与朋友共同分享成果，会带来生活的新气息，对身心健康，重塑自我有帮助。

“都市综合征”多寻找“乡村”乐趣

当前我国城市建设发展迅猛，城市化速度加快、到处高楼林立，大马路、立交桥纵横交错，车水马龙，人口密集，城市噪音和空气污染情况日益突出。

随着国家经济的迅猛发展，我们已经不知不觉的步入了小康社会，生活节奏明显加快，生活水平大大提高，衣食住行全面改善。住洋房、开汽车、乘飞机、搭火车，甚至连上楼也有电梯，两条腿的作用已经大大降低，还吃得好、穿得好，开始过上了小康生活。

彩电、冰箱、电脑、洗衣机、日用化工产品等，已深入到我们生活之中。许多繁重的家务劳动，都被现代化机器所代劳了。甚至不需要自己动手做饭，一个电话，打个“包”叫人送过来，吃完了，叫人打扫干净，拿走。

都市生活越来越现代化了，但距离自然却越来越远了，这也会令人产生心理压力，出现环境不适应。特别是在城市，由于小区生活相对封闭，家庭空间狭窄，邻里关系显得很生疏，缺乏相互关心与信任，使人们慢慢处于孤立的状态中，没有人说话，没有人理解，没有人倾诉，更没有人帮助，有的就是出钱。

享受是够享受了，由于什么也不用做，最后导致什么也不会做，“病”却多了起来。与现代生活节奏产生鲜明的对比的就是心理矛盾。一方面肌肉萎缩，脂肪堆积，行动迟缓；另一方面因为“斗争”激烈，使头脑变得灵活，多思多想，坐下来，脑筋就不停地转，一会儿想钱，一会儿想对手。有点把握了，暗自偷笑；控制不了，心烦意乱。高兴起来，疯狂消费；闷起气来，做起 "卧龙先生"，动都懒得动。

由此而产生无聊、空虚、寂寞等心理问题，都是其致病的根源。

上述状况长期发展下去，必然会导致心理与躯体失调，出现各种不适感。这也是一种心理障碍，我们把它叫做都市综合征。

面对激烈的都市生活，我们必需主动出击，保持活力。工作时多动脑，休息时多动身。将工作与休息区分开来，在工作中排解孤独、苦闷；在生活中缓解压力、烦恼。忙了要懂得"忙里偷闲"，闲了要知晓"无事找事做"，做到时时调节，与社会同步。如果有时间要多安排些郊游，放松心情。这样染上都市综合症的几率就会大大降低。

"移民综合征"宜政府个人两头抓

改革开放以来，我国最大改革措施之一，就是允许人口自由流动。现在到底有多少农村剩余劳动力流向城市还无法统计。

以珠江三角洲为例，许多城镇的外来人口远远超过本地长住居民，有的超出好几倍甚至十几倍。

这些移民群体为国家的经济发展做出了重大贡献。但是他们背井离乡，来到一个新环境中，需要适应新的气候环境、饮食习惯、语言风俗，还必将面临许多工作、学习、家庭等问题。

一般来说，他们工作最累、最苦，收入最低，而且又极不稳定，工作没有保障。他们所面临的压力比一般人大得多。在这种情况下，他们所产生的心理问题，要比常住居民多得多。这些心理问题中，移民综合征发病率相当高。患者会变得焦躁不安，敏感多疑，易激惹，好争斗，嫉妒心、自卑心也会由此变得强烈。据了解，自杀、犯罪等问题在移民地的案件中占相当大的比例。这就是移民综合征惹的祸。

自改革开放以来，30年的经济发展，牵动了亿万人民的心。他们为了生活，为了梦想才移民，在他们作出贡献，享用物质生活的同时，也应该享有精神上的安慰和指引。

移民是一个系统工程，人数庞大，涉及的多是弱势群体，他们理应受到全社会的广泛关注。应更多地为他们提供衣食住行的便利和安全保障，创造多一些丰富的文化生活和适应生活的指引，有利于他们心身平和，努力工作。

而作为移民自己，也应该积极配合，主动适应环境，从身心两方面尽早克服障碍，广交新朋友，学习当地语言、风俗，融入社会生活，才能起到防范风险、减轻心理压力的作用。

对于适应能力低的人来说，如遇事业受阻或感情困惑，又不能自行解除的，可以咨询一下心理咨询师。如果还出现睡眠障碍，情绪波动剧烈，或胡思乱想不受控制的，可以选择看看心理医生。这都会有所帮助。

“网络综合征”就是心理疾病

网络综合征以青少年最为多见。一直以来，并没有将这一现象称为“病”，但它确实会影响人的正常生活，会对人的工作和学习造成损害。因此有专家就用“网络成瘾”来形容这一病征。

直到2008年11月北京军区总医院制订的《网络成瘾临床诊断标准》在北京被专家正式认定。《网络成瘾临床诊断标准》给“网络成瘾”作了如下定义：

网络成瘾是指个体反复过度使用网络导致的一种精神行为障碍，表现为对网络的再度使用产生强烈欲望，停止或减少网络使用时出现戒断反应，同时可伴有精神及躯体症状。

具体的诊断标准一出，随即引起人们的热议。支持与反对者旗鼓相当。我个人认为，虽然这个标准不一定完善，但已经是个不小的进步了。起码为部分人群或家长、老师找到了较正网络综合征的依据。

当然，也有人责问：上网怎么能和精神病挂上钩呢？其实，大家也不必太敏感。上网本来就是一种精神行为，过度了或成瘾了，当然属于这个范畴，难道还能归于躯体疾病？

不承认网络成瘾是一种精神病的人，只是意识没有改变，心理上难以接受罢了。但如果专家们能按中国人的传统观念，将精神病改称心理疾病或心理障碍，可能人们就没有那么大反应和分歧，也许就会为更多人所接受。

患了网络综合征的人，整天沉迷于上网，没什么心机，什么也不想做。心理上表现为以网络提供的虚拟环境作为假想的方式，并从中吸取让自我感兴趣的东西，从而逃避现实世界中无能为力的事物，而不愿主动想办法，适应社会环境和方式。

患了网络综合征的人，只要没有上网，就会六神无主，坐立不安。时间长了，人会变得冷漠，自私自利，表现为处事极端，务虚避实等。

由于长时间上网，精神高度紧张，脑力消耗过大，从而影响人的正常躯体功能，主要症状有头昏、头痛、失眠、视力减弱、食欲不振，心慌心跳等。

青少年患了严重的网络综合征，如不能自拔，还可能影响智力发育，记忆力减退，甚至发生人格偏差。当引起自身和家人的注意。

10多年来，我们心理咨询门诊接待了数百例网络综合征患者，他们的家人为了孩子的未来心急如焚，那种期望的眼神令我不能忘怀。这使我对网络综合征更多了一分关心与研究，希望自己能担当重任。

综合征之我见

除上述几种常见的综合征外，还有失业综合征、学习困难综合征、单亲家庭综合征等等。

以上种种说明，综合征就是因环境变化而诱发的心理疾病。在我国，患综合征的人是一个非常庞大的群体。

"综合征"的实质就是一类"生物、社会、心理"综合失调的反应，许多社会学家、教育学家及相当一部分医学领域人士将之称为"亚健康状态"。

依据联合国世界卫生组织对健康的定义："人不单只没有残缺和病痛，还必须有良好的心理状态和社会适应性。"

由此可见，如果一个人没有躯体残缺和躯体疾病困扰，而又自觉不舒服的情况，大多可以归结于心理障碍方面。

因此，我认为"综合征"其实就是一类心理疾病。

过去针对这类病症多采用运动、调节饮食、健康器械等治疗。这对于多数早期患者会有效，但对于日积月累形成的重症，或通过其他治疗方法均不能获得满意疗效的人来说，可以选择看一看心理医生。

虽然"综合征"表现繁多，但根归一脉。其实心理医学的治疗也大同小异。临床中我们用少量的药物，促进睡眠质量，改善机体功能，帮助协调好生活，安排好工作、学习，效果非常理想。

6.其实这些都是“心病”

有些人患有所谓“心肌劳损”、“高血压”或“颈椎病”之类的病症，久治不好，深感痛苦。可许多患者及医生均未意识到，这当中有些其实是心理疾病。

“心肌劳损” 辨真假

在许多内科论著中我们找不到“心肌劳损”这个病名。这个诊断结果一般是通过普通心电图机，对心脏各部分的电位活动进行测量，反映心脏激动时心肌除极、复极和激动传导等电位活动的图形。它是从心电的频率、电位高低的数值对心脏功能做出的相应评估。

当人的心脏功能出现问题的时候，心电图的表现就会随之变化，如T波低矮。

临床中，“可疑心肌劳损”、“可疑心肌缺血”、“心肌劳累”、“可疑冠心病”皆属此类。

事实是，心电图所测数值主要反映测量者当时心脏的具体功能。我们通常对于造成结果的原因并不在意。这样我们就很容易忽略引起这些问题的根源，而将注意力完全放到了具体器官上，产生治疗上的偏差。

一位七十多岁的老太太服用了两年的心脏药，她那“心肌劳损”还没有好。经人介绍，她拿着几张心电图结果来看心理咨询门诊。

看了心电图报告和图形，我认为她那用了七十多年的“机器”是有磨损，是自然“老化”，属于正常现象。

但她不这样认为。她认为自己有心慌胸闷，T波又低，心脏功能减退对她生活有影响，并要求我帮助她彻底解决“问题”。

我问她的症状：“活动时与休息时有区别吗？比如看电视或安静时，或上下楼梯、做家务时。”

她说：“没差别，好像闲着时，还厉害一些。”

她体形不胖，听心音没有杂音，心律稍微不整齐，但起搏有力。

我判断：“您的心脏功能够你用了。如果真是心脏问题，它会像机械一样，活动时症状加剧，休息时症状减轻。而您没有明显区别，证明您的心脏功能不错。如果我判断不准，那您服了那么多心脏药也该有好转吧！事实上您一点没好，证明您的心口不适不一定是因为心肌劳损引起的问题。"

通过与患者进行交谈，我了解到她平时想的问题太多，思维活跃；儿女不在身边，心情又不好，感到寂寞，还经常失眠，心中总有一种不安全的感觉。

我认为她的注意力集中到了心脏上，总担心心脏出问题，会有生命危险，所以她才会觉得心里不舒服；另一方面她的生活没有寄托，也是她产生这个病的根源之一。心情如果不好，当然心口也就不舒服。

根据我的判断，她的心脏病应该很轻，而"心病"才是主要问题。她患的这个病，我们称之为老年抑郁症。

只要她配合治疗，保持体重不增加，对生活充满信心，找寻多一些快乐，定时锻炼，适当节食，她的心口不适自然就会消失。

事实是，不久后她的"心肌劳损"全好了。

临床中，这样的诊断很多见，有的才二三十岁就被冠上了这顶帽子。至于"心肌劳损"到什么程度，一般报告上不会注明，会造成什么后果，医生也不能明示，这使他们背负了巨大的心理负担。

心前区疼痛的机理可以从内脏感觉神经失调得到解释。这种情况只属于主观感觉的范畴，与心脏本身并不一定有关系。

面对心前区不适，辨别"心肌劳损"的真假，可以从两个方面考虑，即是"分二"：一是心脏病；二是心理疾病。

鉴别心前区不适是心脏病，还是心理疾病的要点，可以通过追踪症状发作的状态、时间加以区分判断。通常活动时发作的，多属于心脏问题；安静或休息时发作的，多为心理疾病。特别是有情绪刺激因素而发病者，更应该考虑心理疾病的可能。

许多医生在听完我的讲座后，经常提到一个问题："有没有可能两者共同致病？是心脏病引起心理病？还是心理病引起心脏病？"

老实说，在心理疾病还在探索发展的过程中，谁有把握说得清是"鸡生蛋，还是蛋生鸡"呢？我认为只有一点就够了，那就是"投石问路法"。只要治疗效果好就说明了问题的本质。

当今的普通心肌劳损，有大把的药物进行医治，而且效果很好。如果经过相当一段时间治疗仍不管用，那么我们就有理由怀疑是心理疾病。通过运用少量药物做一个尝试性治疗，情况就会明了。这就是我要说的"合一"。

“高血压”的本质

“高血压”是一种十分普遍的慢性病，流行病学材料证明，患病人口大约占人口总数的2.24%～7.44%。

慢性高血压症可以引起躯体多部位、多器官的损害，如动脉硬化、心脏病、脑血管病、肾病、视网膜病变等，会对人们的生活造成直接影响。因此，已经引起人们的普遍重视。

在医学界里，医生们对此病症的理解却大不一样。内科医生通常认为“高血压”可以引起人的情绪波动；而精神心理科医生又认为情绪波动才是“高血压”的主要诱发因素。这样的争论关系到高血压治疗的方法问题。即是以降压为主治疗，还是控制情绪为主治疗？

多少年来大家各持已见，争执不下。那么我想还是从本质上对“高血压症”提出一点个人看法。

高血压是一种以动脉压升高为特征，可伴有心脏、血管、脑和肾等器官功能性，或器质性改变的全身性疾病。

按照我国关于高血压的诊断标准，高血压的分期简单来说：

Ⅰ期，就是无心血管病器质性改变者；

Ⅱ期，就是伴随心血管器质性改变者；

Ⅲ期，就是合并器官器质性及功能失代偿者。

《实用内科学》将高血压的发病机理归纳为五个主要因素：

（1）**精神心理学说**：认为人在外界刺激下出现较强烈的长期或反复的精神紧张、焦虑、烦躁等情绪变化时，可使大脑皮质兴奋和抑制过程的平衡失调，以至不能正常行使调节和控制皮质下中枢的功能，如皮质下血管舒缩中枢出现相对固定的，以发放收缩血管冲动为主的兴奋时，则可引起全身小动脉痉挛，周围阻力增加、血压升高。

自主神经，尤其是交感神经系统在高血压的发病上起重要作用。而神经系统则通过调节血压的反射弧刺激感受器，对各种神经递质发出过强的冲动，增强血管收缩，使血压升高。

（2）**内分泌学说**：认为肾上腺髓质和皮质激素的作用，是形成高血压的主要机制。

（3）**肾源学说**：认为高血压与肾缺血有关，而肾素-血管紧张素-酮固酮系统的平衡失调是高血压的发病机理。

（4）**遗传学说**：流行病学证实遗传因素在高血压的发病中只有部分关系，并不能认为上辈有，下辈就一定是。

（5）**摄钠过多学说**：科学家证实食盐过多会导致血压升高。

由此可见，高血压与心理刺激的关系最为密切。因此，有专家将高血压症归类于身心疾病的范畴，也就是说高血压是一种心理因素引发的身体疾病。

需要说明的是，虽然专著上将精神心理学说列在高血压的发病机理的第一位。但在当今临床治疗中，关于如何解决心理刺激因素的问题并没有引起重视，更没有积极讨论合理运用精神心理药物的意向。原因是高血压患者根本不会想到这个病需要运用精神心理药物，更加不会主动直接到精神心理科接受治疗。

我在临床工作中发现，相当一部分的高血压患者本身就是心理疾病患者。他们医来医去治不好，服什么高级、低级的降压药，就是没效果，归根结底就是因为他们在治疗的大方向有偏差。

这就好比是长江发大水，江水上涨，压力大增。要防止江堤崩溃，我们有几个处理方法：一是将堤坝筑高和加固堤身，扩大水域容积（如扩血管药）；二是泄洪减压，把多余的水通过其他渠道排除（如使用利尿剂）；三是上游起水坝 ，控制水量（如去甲肾上腺素能神经药）等等。而这些方法都是“治标”的方法。

真正“治本”则是要将上游的荒山秃岭进行绿化，保水、保土。只有这样才能起到根本性作用。

判断一位高血压患者是否因为情绪障碍而致病，我的要诀是“一龄、二体、三精、四族”辨病因。

一龄：指年龄，心理因素导致的高血压，一般年龄偏小，多于青壮年发病。排除嗜铬细胞瘤，并有明显心理诱发因素者，重点关注。

二体：指体形，一般高血压患者体态臃肿、肥胖，而心理因素引致的患者多形体偏瘦。因为这部分患者焦虑或抑郁，常常伴有失眠，因而消耗较大，不易肥胖。

三精：指精神，可以从其生活、工作中寻找精神刺激因素。如工作紧张、生活困苦、家庭问题等。

四族：指家族史，看家族中没有高血压病史。如果有，可多考虑原发性高血压，对于心理疾病因素不作过多考虑。

那么在对待伴有情绪问题的高血压患者的治疗上，一方面要合理运用抗高血压药物，另一方面还可以建议患者运用抗焦虑和抗抑郁药。再加上有计划的营养饮食，适当的情绪调节，乐观的人生态度。那么高血压就不会成为难治之症。

关于“脑动脉供血不足”

“脑动脉供血不足” 与“颈动脉供血不足” 属于相同性质，是指心脏搏动的动脉血液因为各种因素供不够脑部运用，导致脑部相对缺血的状况。患者多有头昏晕，脑力不济，注意力不集中，记忆力下降等症状。

临床上多采用脑血流图进行检测。但我认为这种方法存在许多问题，值得大家探讨。

（1）**个体差异**：虽然人类大脑的血管分布大致相同，但每个人的具体情况不同，血管的粗细不同，血流量也就不同。因此判断一个人是否脑供血不足，并不能完全按这个人当时检查的血管流量进行推算。而应该进行个体相等情况下的多次对比，而不能单纯与正常状态下的常模进行比较。这样从科学角度而言，较为合理。

（2）**年龄差异**：每个人脑供血的情况会依据年龄的增加而改变。年青时脑功能强劲，思维活跃，需要血液多一些，氧气充足一些，脑部血液流量自会大一些。而老年人脑力减弱，活动减慢，需要的血液自然少一些。因此，供血足与不足，还必须用年龄作为参考，而不能用同一个标准来进行评价。

（3）**供血不足的程度**：程度即是缺多少的问题。比如，我们家供水不足，是细水长流够用呢，还是细水长流不够用？这两种情况得出的结果是完全不同的，产生的症状也会大相径庭。如果明显不够用，当然诊断没问题。但如果只是少一点，这问题也就不大了。因此，只用一句供血不足来说明大脑的供血情况，并不能说明任何问题。

（4）**测量时的状态**：仪器检测时，患者的状态也起干扰作用。如兴奋、焦虑、恐惧时，血流加速；平静时血流减缓。所得结果肯定会有所差异。

（5）**被测者的个性**：脑血流量的检测结果还与被测者性格有关。性格开朗，喜欢动脑筋的人，脑血流量较多；而文静、内向的人思维较慢，脑血流量自然相对少一些。

我们在进行检查的过程中，仅仅只是对大脑供血的一个时点进行测量，因此只能代表此人人、此时的问题，而不能一概而论，认为某个人的大脑供血足不足。

临床科室的医生们希望检查仪器有个诊断依据，从而指导用药。而患者看着诊断结果的心情就完全不一样。

他们多数人心里都会认为自己有麻烦了，脑子出问题了。盲目地服用了一大堆补脑药、通血管药、稀释血液药，结果症状依然如故。这类病，临床中比比皆是，数不胜数。

阿秀，一个比较肥胖的农村妇女，天性开朗大方。在一个炎热的夏天，她和一群同村人一起下田。由于她带的草帽顶上开了线，吊在身后一摆一摆的，引得大家去抓。

她急了，于是自己把整个顶给撕了，只剩一圈边，继续戴在头上。

炎热的太阳光直射她的头顶，不足一个钟，她就感到眼花。等她站起身的时候，忽然一阵眩晕，回家后即呕吐不止。

到医院急诊，说是中暑。经过处理后症状消失。一周后却又复发。

两年来，此病症反复发作，发无定时，并逐渐发展到心慌、失眠、记忆下降、动不动全身出汗等，令身体一向无病的她变成了医院的常客。严重影响了她正常的生活和工作。

多次脑血流图显示："脑动脉供血不足"。但服药后依然时好时坏。其实，这就是典型的焦虑症。经过抗焦虑药物治疗后，她的病才真正得到了改善。

脑动脉供血不足的症状，通常伴随着焦虑症出现。鉴别这两种疾病的关键是看症状的发作时间性。一般脑动脉供血不足引起的症状持久不衰；而焦虑症引起的症状就多飘浮，发无定时，说好就好，说坏就坏，像演戏一样，而且患者情绪化较明显。

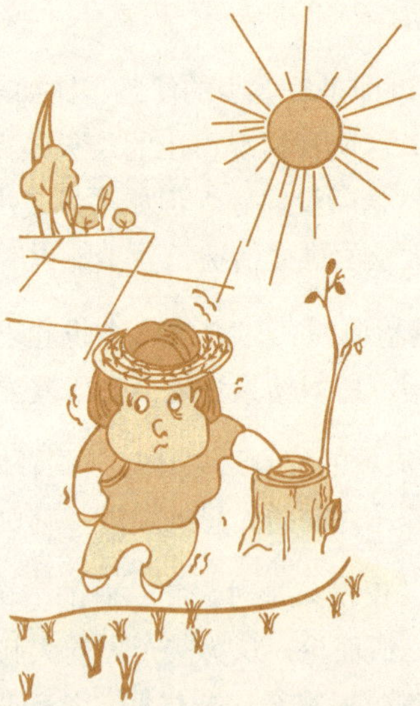

炎热的太阳光直射她的头顶，不足一个钟，她就感到眼花。

谁能把“颈椎病”的骨质变走

“颈椎病” 是指颈椎骨质增生，并压迫颈部的血管神经，引起头昏，颈部酸胀强痛，手臂麻木等症状的一种病症。此病的诊断是通过X光颈椎片，或者正侧位片的图像与常规进行比较而得出的结果。

临床中出具的颈椎片报告中，有“颈椎病”的诊断十分普遍。而“骨质增生”相信大家对这个医学名词并不陌生，因为每天我们都可以从众多媒体中看到或听到这个字眼。

为了帮助大家了解这个诊断存在的问题，先让我们从医学的概念认识一下有关骨的一些理论观点。

从骨质结构去看，人类基本相同。但骨具有可塑性，它与社会因素，如营养、生活习惯和工作条件等相关。

不论什么骨都是由有机质（主要为骨胶原蛋白质）和无机质（主要为磷酸钙、碳酸钙和氯化钠）组成。二者配合使骨既坚且韧。

成人骨内有机质占1/3，无机质占2/3。但是在一生之中，骨的化学成分和物理特征，会随着年龄、生活条件及健康情况而不断发展变化。

幼年时，骨的有机质较多，便于更新生长，同时弹性和韧性较大，而硬度较小，不易骨折，但容易变形；而老年人骨的有机质减少，无机质增多，弹性和韧性不足，较脆弱，易骨折，同时，软骨容易骨化，产生骨质增生。

影响骨生成的方式有两个：一个是膜内成骨；另一个是软骨内成骨。而真正关系到“骨质增生”的是后者。

它是在骨发生的部位先出现透明软骨的雏形，继之软骨逐渐被破坏，再形成骨组织，机体的大部分骨都以此方式形成。

当骨受外界因素影响，如外伤、韧带过度牵拉、年龄老化等，会使骨的形态发生改变。特别是韧带过度牵拉和年龄老化，会使部分骨形态发生缓慢变形，软骨内生成新的骨质和骨膜，从而影响原来骨骼肌肉的活动，导致骨与骨之间、骨与软组织之间产生磨擦或压迫，加速骨的增生，引起功能限制，甚至障碍。颈椎病就是因为颈椎椎间骨质的增生而产生的一类病症。

骨质增生一旦形成，一般不可能在短期内通过药物进行改善。因为目前还没有一种药物对已经增生的骨质能选择性地“破坏”，恢复原有的状态。因此，治疗颈椎病的药物多是以活血止痛为基调研制的。

从这一点来看，颈椎病通过物理治疗（牵引、适当按摩、照各种光波、频谱等）的效果相对药物有更大的现实性。因为谁也不能把已经生成的骨质，不通过手术手段去除掉！

然而，需要指出的是，即使如此，相当一部分“颈椎病”患者经过物理治疗和药物治疗也收效甚微。原因是，他们并不是真正的颈椎病，而是地地道道的心理疾病。

两年前，我们心理咨询的护士英姐刚加入这个行业的时候，总是说颈痛。

她说，每天做一会儿事，这头就抬不起来，颈部酸痛，需要不停转动，令她心烦意乱。

因此，只要一有空，她就要到理疗科，做颈椎牵引，或者照频普仪、红外线仪。

但症状只能舒缓一阵子，第二天又恢复了原状。

她十分苦恼，问我这“颈椎病”怎么办？要不要做手术？

我看了她的X光片，报告单结果是：“四、五椎体轻度骨质增生”。

我说她是心理病。她“啊”一声说：“我有心理病？我的心情不坏啊！”

我说：“不信服几颗药试试。”于是给了她一些抗焦虑的药物。

几天以后，她说：“唉呀！我的颈真的不痛了。怎么会这样呢？”

我回答她：“其实，你的心情并不好。因为你被调到我这个没人愿意来的科工作。你是被逼的嘛！”

她尴尬地笑了笑，问：“我的颈痛和这有关系？”

“有！因为你气不顺，睡不好，神经兴奋度高，颈肌得不到休息，容易疲劳，当它充血肿胀时，你就会感觉疼痛，不舒服。”

她问：“那服这些抗焦虑、抗抑郁的药为什么会有用？”

“我们从源头上减缓了大脑的情绪反应，阻断了部分神经冲动，让充血的肌肉得到应有的休息，这痛就解决了。”

鉴别一个颈部疼痛的患者是否真的患有“颈椎病”可以从以下几方面加以判断：

（1）有没有神经和血管压迫征象

颈椎病多有臂丛神经受压的症状，出现手臂外侧麻痹，并可达手小指无名指端。

简单检查方法是：将手臂外展水平位，伸直，头向手臂相反方向用力向外伸拉。如果手臂麻痹加剧，并延伸至手指，伴有头昏晕者，证明有压迫，颈椎病可能性大；如果影响不大，症状只集中在颈及肩膀部位，活动时区别不明显，考虑心理疾病的可能性大。

（2）症状是否持续不退

如果疾病产生的症状持续，不因环境、天气和情绪而改变，颈椎病可能性大；反之，心理疾病可能性大。因为谁也无法在短时间内将已经生成的骨质变走。

（3）是否有失眠

失眠可以导致颈部的神经兴奋，刺激颈部肌肉细胞，引起充血肿胀，使颈部僵硬、强痛。这与颈椎病症状相似。如果有失眠，当先治疗失眠。失眠改善，颈痛减轻，证明是心理疾病；失眠消除，颈痛不减，颈椎病可能性大。

（4）患者性情是否敏感多疑

情绪敏感、易激动者，神经敏感度高，也容易刺激肌肉，产生兴奋，引起肿胀疼痛。有情绪障碍的人，更应该首先考虑心理疾病的可能。

慢性浅表性胃炎，实质是“心病”

人们通常做电子胃镜的原因就是因为胃不舒服，服了药也不见好转，于是想借助科学仪器检查一下自己的胃到底出了什么问题。

在电子纤维镜的报告中，最多见到的就是：“慢性浅表性胃炎”。

人们习惯认为：“慢性浅表性胃炎”，是因为胃粘膜充血，于是就采用相关的胃药处理。但这样的效果并不理想。因为我们忽视了，有很大一部分“慢性浅表性胃炎”是心理因素引起的。

心理因素刺激引致的胃肠神经兴奋，同样能够对胃粘膜产生刺激，出现充血、肿胀和易激惹等症状，这早已被医学界证实。因此，“慢性浅表性胃炎”的实质就是心理疾病。

鉴别上腹部不适是单纯性胃病，还是心理疾病，可以从以下方面加以考虑。

它们的区别在于：前者多以抽搐感、烧灼感、闷痛为主，伴有反酸、呕吐等，与进食或空腹密切相关；而后者以胃胀胃顶、呃逆作呕为主，只是干呕，并非实质性呕吐，且发无定时，通常与进食、饥饿时间无关，反而与情绪紧张相关。

这是因为胃是一个管状器官，内部有损伤，而一般人定时进餐后，即引起磨擦，胃酸刺激，从而出现症状。而胃肠神经性兴奋引起的上腹不适，通常涉及整个器官，而内壁未必有损伤，因此症状发作与进食或饥饿无关，自然也没有时间限制。

过去我们将这类心理疾病按消化内学科的角度，定位于“胃肠神经官能症”，现在称

"胃肠神经症"，实际上这都应该属于心理疾病的范畴。

临床证实，"慢性浅表性胃炎"一般很难治愈，原因就在于没有从根本上消除心理刺激因素。

目前，国外许多报道证实，在这类疾病患者的治疗方案中加入少量抗焦虑和抗抑郁剂，就会收到良好的效果。这一点也从另一个角度证明了"慢性浅表性胃炎"是一种心理疾病的结果。

"神经衰弱"是个代名词

"神经衰弱"是一些医务工作者和群众最多接触的医学名词。只要有头痛、头昏、注意力不集中、记忆力下降、胡思乱想、心烦意乱、躁动不安、没有安全感和睡不着觉等等精神症状的人，都可以用"神经衰弱"来形容。所以"神经衰弱"应该算是个代名词。

问题在于现在有"神经衰弱"的人，绝大多数都是到大型综合医院的神经科就诊，而知道这个病应该到精神心理科就诊的人却是少之又少。

"神经衰弱"一词，按中文字面意思解释就是指人的神经已经衰弱了。既然"神经衰弱"了，人们自然就想到找神经科的大夫看病。

然而，这样获得的治疗效果却十分有限。以至于人们都有这样一个印象，那就是"神经衰弱治不好"。

事实上，神经衰弱是由一大组精神症状组成的疾病，患者本应该到精神心理科进行治疗。但人们不知道。为什么会出现那些"该买米的人，却跑到了卖酒的铺子里"这个问题呢？

为了这个问题，我翻查了大量相关书籍，才真正解开了这个疑惑。

英语neurasthenia这个词的来源是Beard于1869年提出的概念。中文翻译过来就是神经衰弱的意思。

《精神病学·英汉双解词典》中，解释它指两种类型的状态：

一种是指在精神活动后主诉疲劳感增加，常伴有一定程度的职业表现欠佳或应对日常事务的效率下降。对精神疲劳的典型描述是使人分心的联想或回忆，令人不愉快地闯入脑海，注意力集中有困难和普遍地思考问题缺乏效率。

另一种是强调在轻微劳动后，身体或体力虚弱，乃至耗竭的感受，常有头昏、紧张性头痛和普遍的不安定感。对脑力和体质下降的担心、易激惹、快感缺失和各种各样轻微的抑郁和焦虑症状都很常见。

过去诊断为神经衰弱的许多病例，大概会符合现今的抑郁障碍或焦虑障碍的标准。

《实用内科学》中也指出：这一综合征可见于多种不同的疾病，例如某些身体疾病、抑郁症、焦虑症或某些精神分裂症早期与恢复期。由于这些疾病的性质、预后各不相同，治疗原则和方法有很大区别，临床上应做到细致观察和检查，认真做好鉴别诊断，防止误诊和误治。

查不出身体原因者，通常诊断为神经衰弱，这一诊断在19世纪末20世纪初非常流行，后来由于焦虑症被分离出来，欧美各国对它的诊断相应减少。

“隐匿性抑郁症”（masked depression)的概念提出之后，以身体不适为主要表现的一组特殊抑郁症得到重视，使神经衰弱的诊断又进一步减少。

现在,欧美诸国已经很少使用神经衰弱这一诊断名称。美国官方精神疾病分类中已经取消了这个诊断。原来能诊断为神经衰弱的许多病例，经过细致的收集病史和检查，发现符合目前焦虑症和抑郁症的诊断标准。

由此也可以证明我认为“神经衰弱”是个代名词的观点是正确的。而我国的情况特殊，许多专家还是认为一些病例用神经衰弱可能更适合国情，因而仍然在精神疾病诊断标准中保留了这一诊断。

但我认为这一诊断保留的弊病较大，它的存在只在单方面便于医生的诊断，却极易误导群众，增加不必要的医疗开支。这一大批医不好的“神经衰弱”患者，可以无休止地到处就诊和重复检查，给我们新建立的社会医疗保障制度带来巨大压力。因此，建议有关方面取消这一诊断病名。希望有关部门能重视这个问题。

“植物神经功能失调”，是为敷衍了事

临床上有许多躯体不适的症状查来查去查不到原因。因此，医生们往往习惯于用“植物神经功能失调”来形容。这就是为什么“植物神经失调”会如此流行的原因。这个“植物神经”现时规范叫“自主神经”。

因为这个"诊断"包罗了相当一部分疾病，就像"疏菜"这个词一样，随便什么菜都可以称为"疏菜"。

所以，我认为这个医学名词太笼统，不能明确反映疾病的性质，而医学诊断上也没有这个病名，治疗上更是缺乏相应的指导意义，自然它的治疗效果就相当差。

因此，"植物神经功能失调"只能算是个敷衍了事的结果。那么到底这个名词有什么意义？它的实质是什么？

说到自主神经，我们就有必要认识内脏神经。内脏神经是整个神经系统的一部分，主要指支配内脏和血管壁上的平滑肌、心脏和腺体活动的神经。大脑皮质通过内脏神经实现对这些器官的调节和控制。它包括内脏运动（传出）神经和内脏感觉（传入）神经。

内脏运动神经就称为自主神经，由于形态和功能不同，医学上又将自主神经分为交感神经和副交感神经两种。

自主神经与人们概念中的躯体运动神经不同。

首先，躯体运动神经支配骨骼肌；而自主神经支配平滑肌、心肌和腺体，如胃肠的消化排泄过程、令心脏跳动和出汗等。

其次，躯体运动神经是直接受大脑的指挥，并经脑干和脊髓直达肌肉；而自主神经还必须在中途多一道交换"信息"的程序。

三是，在功能上，躯体运动神经一般都受意志的支配，使我们想笑就笑，想做什么动作就做什么动作；而自主神经则不直接受意志的控制，所以称为"自主"神经。因此我们不能用意志控制心跳、咳嗽或呕吐泻泄等。

自主神经的功能是，它能够通过旗下的迷走神经、盆内神经、肠系膜丛、膀胱前列腺丛等，对人的心、肝、脾、肺、肾、胃肠、盆腔、膀胱前列腺、卵巢子宫附件等进行双相控制。

自主神经的两个方面：交感神经与副交感神经对同一器官的作用是对立统一的。例如，心脏，交感神经使心跳加快、加强，副交感神经使之减慢、减弱；对于胃肠活动，交感神经使之减弱，出现厌食、纳呆，而副交感神经使之加强，又出现肠鸣、腹泄、呕吐等。

但从整体来说，交感和副交感神经又是密切协作的。当交感神经兴奋时，副交感神经就处于抑制状态；相反，副交感神经兴奋时，交感神经受抑制。

当人体的精神处在安静状态时，副交感神经占主导，心跳减慢、血压较低、出汗减少；而处于焦虑紧张状态时，交感神经占主导，心跳加速、血压升高、出汗多、腹胀、呼吸气促、血糖增高、尿频等。

由此可以看出“植物神经功能失调”的含义就是大脑功能的失调。大脑功能失调的根本原因就是心理失衡。我们在心理咨询门诊中，经过仔细询问，发现大部分“植物神经功能失调”的患者就是焦虑症和抑郁症。

慢性非特异性结肠炎，心理因素占主导

本来我对这个疾病的认识并不多。但在1991～1992年，我所在的中医科搞了一个科研课题，是用一种中药灌肠治疗慢性结肠炎。结果当时真的收治了不少这类疾病患者。虽然经过治疗部分患者确实有了一些改善，但不知什么原因复发率却很高。

1994年我进修心理回院后，还有一部分患者找我看病，这样就使我有机会再次用一种全新的角度审视这种疾病。

慢性结肠炎，多是指一种慢性的、原因不明的非特异性溃疡性结肠炎。

病变部位主要限于结肠的粘膜，且与溃疡为主，多累及直肠和远端结肠，也可以遍及整个结肠。主要症状有腹泻脓血便、腹痛、和里急后重。病程漫长，轻重不一。

《实用内科学》认为产生的原因可能与下列因素有关：

（1）**免疫**：这是目前为止，最受关注的发病因素之一。可以从体液学说、细胞免疫及部分动物实验找到一定证据，具有一定说服力。但我认为依然不够完整。因为它并不能解释病灶固定于结肠的原因。

（2）**遗传**：关于慢性非特异性结肠炎的遗传病因研究，国内缺乏相应有力证据，只是假设。

（3）**感染**：目前此病还没有能检验出相同的细菌、病毒或真菌，有人认为产生的粘膜炎性反应与许多感染性腹泻类似，所以有可能是先感染致病菌，而后由非致病菌引起余下症状。仍然缺乏说服力。

（4）**精神神经因素**：可能为此病的重要病因。精神刺激因素作用于大脑，使大脑皮层活动障碍，再影响自主神经系统的调节功能，令副交感神经兴奋，导致肠道运动亢进、肠道平滑肌痉挛收缩，引起组织缺血、毛细血管通透性增加，从而形成肠粘膜的无菌性炎症反应，出现糜烂及溃疡。这与我们在自主神经概念中的肠系膜下丛神经有密切关系。

（5）**溶菌酶**：认为肠壁分泌过多的溶菌酶破坏粘膜的保护作用，因而招致细菌的侵入，发生粘膜坏死。但患者的溶菌酶分泌过多有可能是炎症刺激的结果，而非病因。

（6）**过敏**：认为少数病人对某些食物过敏，如有人从患者食谱中排除或进行脱敏一些食物，可以使部分患者的病情好转，甚至痊愈，提示发病可能与过敏有关。但却不能证明,为什么过敏的部位只局限于结肠而不涉及其他消化道。

再从慢性结肠炎的治疗看一看。从《实用内科学》中可以看出对于慢性结肠炎并没有真正有效的治疗手段，只有对症治疗。并且强调"镇静"的作用。原因是这种病人往往神经过敏、情绪紧张，必要时可给予镇定安眠药治疗。

现在，我们已经清晰认识到"慢性结肠炎"的本质。毋庸置疑，它就是一种心理疾病。在心理咨询门诊中，我对三十多例该类患者进行治疗，只运用小剂量抗焦虑药和SSRIs类抗抑郁药物即取得良好效果。

慢性盆腔炎，宜"内外"夹攻

女性内生殖器官，包括子宫、输卵管、卵巢及其周围结缔组织、盆腔腹膜等发生感染时称为盆腔炎。盆腔炎为妇女常见的疾病。

致病的途径主要有：①微生物感染；②人工流产；③阴道冲洗；④置入节育器；⑤节育术的运用。

通常急性盆腔炎属纯妇科问题，本书撇开不谈。而慢性盆腔炎就多由急性盆腔炎发展衍变而来，因此其临床表现除了妇科临床常见的症状外，一般还夹杂许多心理征候。

慢性盆腔炎，如果久治不愈，往往会产生严重后果，除影响生育、夫妻性生活外，通常还会引起家庭关系紧张、工作效率低下，对家庭生活素质构成威胁。

盆腔内的不适感,会通过自主神经的内脏感受器，将接收到的"信息"，通过感觉神经，传递至大脑，引起失眠、头昏，人会由此而变得焦虑、抑郁、烦躁、没有耐心和容易疲乏。

而这种情绪障碍导致的不愉快感，反过来也会影响大脑的加工处理，并通过自主神经的交感神经（如盆内神经）传递回相应的组织，使局部血流加速，白细胞堆积，炎症反应加剧，造成恶性循环。导致“慢性盆腔炎”难以彻底治愈的结果。

因此，对于慢性盆腔炎，如果从妇科角度为主，给予正确的治疗方案。再辅以心理方面的帮助，进行必要的情绪控制，改善睡眠质量，调节生活节奏，那么许多过去医不好的慢性盆腔炎患者就有痊愈的可能。

这一过程的实施并非一位医生或者患者本身努力就能实现，还关系到家庭成员的配合，工作单位的理解。同时也希望临床相关学科能一同携起手来，重视和探讨这个问题。

更年期综合征，宜“平稳过渡”

《实用妇产科学》中定义：更年期是妇女自生育旺盛的性成熟期逐渐过渡到老年期的一段岁月。更年期属人体衰老的自然过程。但是，在这个过渡时期中，大部分妇女却被一系列或轻或重的症状所困扰，重者由于心身不适，造成家庭生活能力下降，工作学习能力减低，情绪和行为上发生明显改变。这些症状统称为“更年期综合征”。

郑惠国的《现代妇科治疗学》将更年期综合征的表现概括为以下方面：

（1）心血管系统：潮红潮热、心悸、血压不稳定、头晕、耳鸣及周围血管功能失调；

（2）神经精神系统：神经质、易怒、抑郁、失眠、健忘、头痛及夜汗；

（3）月经改变：周期紊乱及延长，经量渐减；

（4）骨及关节症状：骨质疏松、关节痛；

（5）泌尿生殖系统：萎缩性阴道炎、尿频尿急等。

除了临床表现之外，《实用妇产科学》还对产生更年期综合征的病因进行了描述，认为：“妇女进入更年期以后，家庭和社会环境可以加重身体与精神的负担，引起不愉快的忧愁、多疑，从而使疾病易于发生或本来已有的某些症状加重。同时，个性特征与精神因素引起精神状态不稳，产生心悸、头昏、头痛、易激动、失眠、多虑、抑郁等，有时甚至喜怒无常，状似精神异常，被邻居或工作单位的同事误认为是精神病。”

从这段文字可以看出，更年期综合征就是生物疾病与心理疾病兼而有之的综合征。

分析表明，更年期症状的产生，主要是因为人体机能衰退，大脑功能逐步减退，下丘脑和垂体功能退化而形成。由于激素水平下降，妇科医生目前往往提倡运用单纯激素治疗。

但精神医学界则认为这还不够，应该加强心理治疗和精神药物的对症治疗，如运用抗焦虑剂和抗抑郁剂。

事实是，单纯激素治疗，效果并不理想。有的患者经过激素治疗后，已经恢复正常水平以上，躯体症状有好转，甚至改善，但依然不能消除情绪障碍，自我感觉不理想，如失眠、头晕等。

雌激素治疗还有另外一个弊病：部分患者在常规剂量内，除了可能引起子宫出血外，还可能引起白带增多、乳房胀痛、水储留、体重增加、胃肠道不适、肝功能异常、头痛、血压升高等一大堆问题，甚至还可能诱发子宫膜癌和乳腺癌。

当然，这其中的比率并不明确，发生情况还可以根据情况把握和调节用量，甚至停药。虽然不足为惧，但还是有令人不安因素的困扰。

我认为更年期综合征患者既然大脑功能随年龄下降，最终都要停经，激素紊乱在所难免，只不过是更年期这一过程"日子难熬"罢了。单纯补充雌激素，是延缓"衰老"的一种方法，但人为改变体内环境未必是上策。

反观，对症治疗更符合人类发展的自然规律和要求。因此，小剂量运用精神药物，对症治疗，如，失眠就催眠、焦虑就抗焦虑、抑郁就控制抑郁。

当情绪不稳受到控制，日子就好过了，也不影响正常的生活工作。"平稳过渡"后，自然减药，再逐渐停药，就达到了我们对更年期治疗目的。其过程不会对人体造成实质性伤害，也更符合人类生长和衰老的过程，有利于身心两方面的健康。

概而言之，我认为：如果能运用小剂量激素加小剂量抗焦虑、抗抑郁药，再配合心理辅导那就最好。这样一方面既适当补充激素水平，又能控制情绪，调节神经，效果自然会更好。

目前临床上我已收集到不少病例，比之单纯治疗疗效显著，但这种治疗方法还停留在我个人的临床经验上，尚有待进一步观察和总结。大家不妨试试。

四、三大心理疾病

心理疾病的临床表现五花八门，但实质多数不外乎是以下3种病症而已。了解这三大病症，对你认识心理疾病很有帮助。我以典型案例为主线加以分析点评，使读者既便于理解，又不会觉得太枯燥乏味。

1.神经症

2.抑郁症

3.精神分裂症

1.神经症

神经症是临床最常见的一类心理疾病，是由于大脑功能失调而引起的轻度精神障碍。其临床表现复杂多样，详细检查没有明显器质性病理变化基础。病人深感痛苦，却不能摆脱。

它包括以下几种疾病：恐惧症、焦虑症、强迫症、躯体形式障碍。

恐惧症

恐惧就是对事物的一种害怕心态。但害怕又是我们人类生存的本能。

我们怕的东西太多了，生活中的怕，学习中的怕，工作中的怕。

怕领导、怕同事、怕下属；怕父母、怕丈夫、怕妻子；怕失恋、怕结婚、怕离婚；怕考试、怕下岗、怕降级；怕企业倒闭、怕生意失败、怕炒股亏本；怕苦、怕累、怕穷；怕危险、怕伤害、怕流血；怕打、怕骂、怕痛；怕热、怕冷、怕高；怕丑、怕病、怕死；还怕人、怕鬼……

总之，许多人生活得很累，有数不清的怕。只要是超出能力控制的范围，我们都会产生"怕"的感觉。

怕是人性的弱点，怕是保护自身的本能。怕也是产生恐惧心理的根源。

由于我们怕，人就变得没有勇气，做起事来就畏首畏尾。因为心中害怕，人就显得不自然，表情僵硬，出汗多，心慌心跳，面红耳赤。同时，还会头脑混乱，思想情绪不受控制。所以怕是产生心理疾病的很重要思想根源之一。

其实，怕是由焦虑产生的，心理学上说"焦虑是一种不愉快的经验，当人吸收了这种经验后，在碰到类似事物的情形下，会受到激发去摆脱它，如果可能就避开它。怕是出于摆脱焦虑的一种反映"。

从某种意义上来说，"怕"实际上也是自我保护的一种本能。既然是一种本能，当然存在一定的价值，它会不断地引领我们正确思索，总结经验，避开危险。因此，在一定程度上"怕"还是我们人生路上的一盏指路明灯和保护伞。

但是，怕过了头就不正常了，严重的就会发展成恐惧症这种疾病。

恐惧症是一组以恐惧症状为主要临床表现的神经症。他有三个表现特征：

一是，患者对所处客体或处境感到莫名的害怕，并主动采取回避方式来解除其恐惧与焦虑；

二是，这种害怕的程度与实际危险存在较大差距，甚至并无危险；

三是，患者明知自己的恐惧与焦虑是过分的、没有必要的、不合理的，但却无法控制，从而影响正常的生活和工作，内心有痛苦感。

随着社会经济的发展，生活、工作、学习日益紧张。近年来，患恐惧症，特别是患社会交往恐惧症的人越来越多，应引起注意。

恐惧症分为场所恐惧症、社交恐惧症（社交焦虑症）、特定恐惧症三类。

场所恐惧症 场所恐惧症的患者，病情通常由浅入深。一开始只要有熟悉、信任的人陪同就可以控制，后逐渐发展到任何安全保障都失去作用。严重者，恐惧场所还会泛化，最终不敢跨出家门。

阿琼，高中二年级学生，学习成绩一向不错。自从一次摸底考试后不久就休学回家了。原因是那次刻骨铭心的失败令其再不敢进入教教室。

她说，当她翻开试卷的时候，发现相当一部分题目自己完全没有准备过，所以很紧张，头发晕，顿时脊骨冰凉，冷汗淋漓，心脏狂跳，喘不过气，片刻即昏了过去。

醒后就发现自己躺在医院里了。

休养了几天后，当她返回学校时，就感觉到一种莫名的恐惧，上课时总是想到那次昏倒的事，没法集中精力去听课。她知道那次考试是老师特意安排的难题，是在考验大家的适应能力，最后全年级的同学都没有获得高分数，大家的感受其实都差不多，而且事情已经过去了，也没有必要害怕，但她还是不能控制。

阿琼的害怕感觉后来发展到只要老师一关教室门，她就恐惧得心慌心跳，喘不过气来，想大叫，直到狂奔出去，不一会儿就正常了。人人都感觉奇怪，没人能理解她。

再后来，只要一进入教室，就心中都会发怵，安坐不下来。

最后她只好休学回家了。

经过询问，我发现阿琼的病与教养方式有密切关系。从其幼年时期开始，其心理成长过程中的教养方式就有问题。父母过分严厉和教条化的教育，使她心理成长过程单一，对社会理解和适应能力相对较低，过分好强，追求高分数，使其难于对客观事物做出正确判断，这是其患病的根源。

玉祥是位银行职员，平时谨小慎微，生活过于教条化，喜欢多思多想，钻牛角尖，凡事总要弄个清楚明白，想个通透，才能放心。

他看了美国"九·一一"事件电视节目后，便不敢上班。他害怕自己工作的大楼万一发生什么事，就逃不出来了。虽然他明白这种可能性微乎其微，但还是克服不了内心的恐惧。每次去上班，都是忧心如焚。工作中为小事而发生的争吵也会令其神经高度紧张，内心十分痛苦与不安。但只要不在那个环境中，他的心态好像又恢复了正常。

迫于无奈，最后他只有离开自己喜爱的工作岗位，辞职回家。

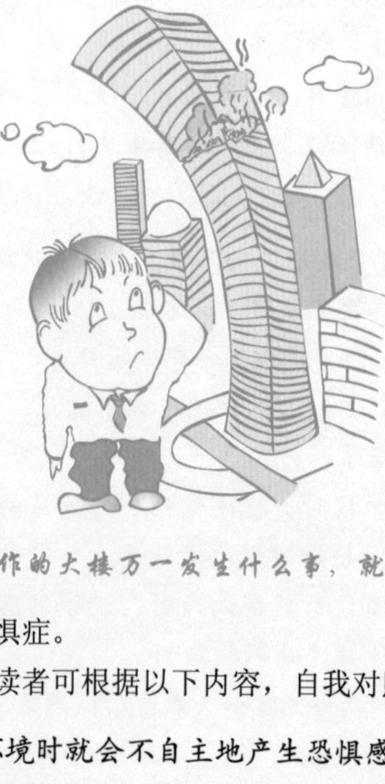

他害怕自己工作的大楼万一发生什么事，就逃不出来了。

以上两个案例都是场所恐惧症。

场所恐惧症有三大特征，读者可根据以下内容，自我对照。

（1）当我进入一些特殊环境时就会不自主地产生恐惧感。这些特殊环境包括空旷的广场、拥挤的公共场所、封闭的环境等，如球场、商店、剧场、公路、电梯、公共汽车、火车和黑暗处等。

（2）我总是担心在此场所中，会昏倒、发作某种病症、失去控制，而又无法逃离现场。

（3）只要一处于恐惧环境之中，我就害怕出事，不自主地想逃避，如若不能实现，就会心慌心跳、呼吸气促、出冷汗、头脑思维混乱、手足发抖、肌肉抽动，甚至昏厥。可是，一旦离开恐惧环境，即可自行恢复正常。

社交恐惧症　人类是群居动物，人与人之间必须建立起一定的关系，在生活中互相帮助，才能获得正常生活。因此，社会交往是人们日常生活中最普遍，也是最重要的活动之一。人只要长期离开了人际交往，就脱离了正常的生活秩序，就容易产生与大众不一致的心态，甚至导致心理障碍的产生。

有人十分羡慕“世外桃源”的生活。其实，那只是一个理想化了的虚拟世界。而且就算是在“世外桃源”，也必须有人与人之间的交往。一切都靠双手自力更生的生活，绝不会比在现实社会群体中的生活来得轻松。

然而，有一些人，他们对于生活的社会群体，或群体中的部分人产生了过分恐惧的心理。表现为害怕与某些人接触和交流，甚至不敢面对，不敢对视，从而影响了正常的生活和工作。其实，他们内心明白，这种恐惧没有必要，但仍克服不了。这就是社会交往恐惧症，简称社交恐惧症。

做会计工作的肖小姐，工作勤奋，任劳任怨，工作3年，就有2年评上了优秀。但她却一次也没有去领奖。原因是她不敢上台。

上下班时，在走道中遇到人，她就像鱼一样从边上溜走，别人打招呼，她只低着头应一声。

单位领导认为她有学历，为人又谦逊，所以想提拔她，却把她吓坏了。

宣布任命那天，她极力掩饰住内心的恐惧，假装若无其事，坐在会场中。不久，领导宣布了任命的决定，并要求她表个态。她当时只感觉全身发热，四肢发抖，嘴巴僵硬得没办法出声，头脑中一阵空白，呼吸气促，好似失去控制一样，什么也不顾，匆匆走出了会场。

此后，她不敢与人对视，然而回到家后一切又恢复了正常。她自己也知道不对，可还是摆脱不了恐惧带来的困扰。

这是典型的社交恐惧症。

以下是社交恐惧的自我诊断标准，读者可根据以下内容，自我对照。

（1）当我与人交往的过程中，就会感到紧张和害怕，不敢与人交谈，甚至对视。在迫不得已的交往会面时，会面红或感觉面红，出现心慌心跳、出汗多、发抖等令人不愉快的感觉，明知没什么好怕的，却不能自控。

（2）我害怕的是已经熟悉的人，或者是陌生人。我会想方设法找借口，拒绝参加各种聚会。平时极少与人闲聊和攀谈，甚至不愿主动与人通电话。

（3）我的性格偏内向，自幼胆怯，特别注重自身在别人心目中的形象，容易产生自卑情绪。

（4）我的内心十分痛苦。虽然在人面前，我总是掩饰自己的缺点，害怕别人看到或发现自己的短处，但往往难以达到目的。

如果你对照后发现自己有上述情况，并影响你的工作和生活，而自己又不能克服，最好还是找心理医生看看。

特定恐惧症 这种恐惧症的对象特指性较强，一般只在面对恐惧对象时发作症状。表现为不敢正视、害怕和逃避。强迫面对会出现一系列自主神经症状，少数会出现涉死感。

您对恐惧某些特定的物体特别恐惧有恐惧感吗？如：动物（蜘蛛、毛虫、蛇、猛兽、老鼠等）、尖锐对象、血液、手术、打针或雷电等。

只要对其中的一项过分害怕，就是特定恐惧症了。

特定恐惧症患者多数有与恐惧对象相关的不愉快经历和体验。在青春期之前男女比率多无明显差异，而青春期后，以女性多见。轻度的特定恐惧症一般不用治疗也能随着时间和经验的增长自愈。如果长时间不能自愈，而又因为工作，或生活原因不能回避，还是应该看看心理医生，听听医生的建议，也许比自己克服要容易一些。

治疗原则 恐惧症的治疗必须建立在患者与医生两方面的协作上。只有在患者树立起坚强的信心与决心，主动配合医务人员的基础上才能达到良好的效果。

医生应充分了解患者的性格特征，分析其病因病机，结合病者的条件，制定出一套系统的药物与心理治疗的方案，这也是治疗恐惧症的关键所在。任何一方面的不协调都可能导致治疗的失败。

医生要解释病情及治疗方法及用药，可以增强患者的信心，这是治疗的保证；患者服从医嘱是治疗的必备条件；取得家属支持与监督是治疗成功的法宝。

药物治疗 恐惧症的西医药物治疗主要是运用抗焦虑剂，意在消除患者的焦虑紧张情绪。

常用的药物有阿普唑仑、艾司唑仑、硝基安定、氯硝安定等。而对于社交恐惧症而言，目前疗效肯定的是苯乙肼和反苯环丙胺以及吗氯贝胺。而五羟色胺抑制剂类的抗抑郁药，如帕罗西汀，已经被美国药品和食品管理局认定为对此病有效的药物。三环类抗抑郁药在抗恐惧症的治疗中有过报告，但效果至今还没有明确定论。

由于目前临床药物治疗中的方法各异，没有统一的标准可供参考。因此，在药物运用过程中，应多考虑患者的实际情况，充分估计患者对各种药物的耐受性，才能取得较好效果。

较常用的方法是：小剂量维持和临时给药法。是指在患者日常生活中给予小量服药，在遭遇恐惧时或预测恐惧即将发作前加量服药。

此外，抗焦虑药与抗抑郁药的联合使用，临床中也较多见。有人认为联合运用疗效更好。抗抑郁剂可以缓解自卑情绪，提高应激能力；抗焦虑剂则能减轻境遇性焦虑情绪，淡化恐惧的概念。

心理疗法 对于恐惧症治疗的研究，心理治疗算是最彻底的，同时又是最有效的治疗方法。以下简单介绍几种常用的心理疗法。

（1）**认识治疗法**：医生首先必须帮助患者建立治疗信心，分析恐惧对象，指出其恐惧的原因是因为缺乏认知的反映，要想克服恐惧，患者首先就必须要先了解自己。要帮助其挖掘“怕”的根源，认识“怕”的内容，计算“怕”的程度，衡量“怕”的几率。只有这样才能让患者正确评价自身在环境中的位置，这种方法也可以称作“个人定位法”。

（2）**系统脱敏法**：这是目前被认为治疗恐惧症最安全而有效的行为治疗方法。此法由医生设定“阶梯”性恐惧值，并让患者依此循序渐进地暴露于引起恐惧的事物和场所中，令患者的感官逐步接受刺激，使之对刺激的恐惧程度逐渐降低，最终达到症状完全消失。这种方法较为缓和，容易为患者接受。缺点是治疗时间长，效果产生慢。

（3）**暴露疗法**：这是一种骤进型的行为治疗方法。此法是在一定心理辅导的基础上，将患者骤然置于恐惧事物之前或场所之中。令其无法逃避，从而刺激其内心出现极度的反应。经过刺激后，患者并没有受到实质性恐惧对象的伤害，从而逐步建立起对恐惧对象的认识，消除恐惧心理。这种方法的优点是病情治愈速度快。缺点是患者必须有一定的身体条件，否则会令患者过度恐惧而出现昏厥。因此，在进行暴露疗法时，还必须具备一定的抢救知识和配备一定抢救设备。

预后 恐惧症治疗预后取决于患者和医生的配合。如果配合良好治愈的机率较大。临床中，获得成功治疗的案例通常可以保持终生不复发。而特定恐惧症，多起于儿童，部分可以随年龄的增加症状自行消退，少数人症状可延续至成年。社交恐惧症病程已经持续1年以上，如不经治疗，5年内自然改善的机率不大。

预防 由于恐惧症的起因与童年期心理发育有关，虽然树立正确的回避风险的意识自然十分重要，而培养正确对待困难，设法解决困难的心理素质更加必要。在挫折面前，人们不应不加分析地对其进行批评、指责，甚至恐吓，而应该积极支持和鼓励孩子们接受挑战。在正确判断事物的基础上，克服不必要的恐惧心态，做到坚韧、顽强、沉着、豁达、勇敢，这才是预防恐惧症的根本方法。

焦虑症

焦虑症，又称焦虑性神经症，是人们生活中最常见的一类心理疾病，主要表现为焦虑紧张。其特点是焦虑的产生没有什么客观的对象和具体事物，表现为对某些观念内容的提心吊胆和紧张不安，并非来自实际威胁，同时伴随着显著的自主神经症状。

老黄40岁，由于长期坚持锻炼，身体非常结实。但他却十分不情愿地在他瘦弱的妻子引领下来看我。他的病症表现是心慌心跳，害怕昏倒。

一年前，老黄与一帮朋友打麻将至深夜，其中一位上厕所老不出来，后来发现昏倒在厕所里，经送医院抢救，结果还是未能挽回生命。老黄问医生怎么回事？医生答：心脏猝死。

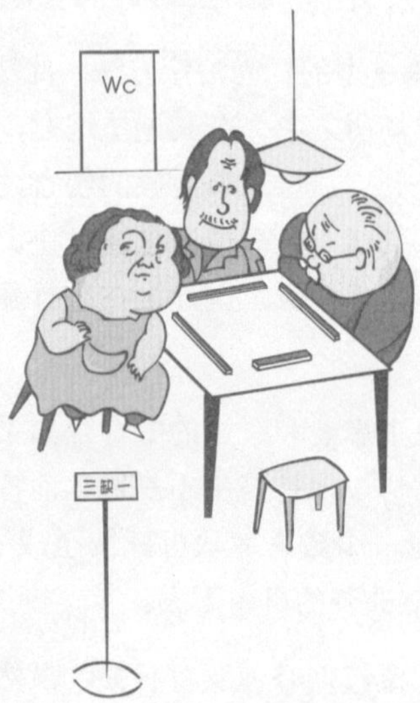

其中一位上厕所老不出来，后来发现昏倒在厕所里……

几个月后，老黄一边"神游"，一边过马路，突然听到"叭"地一声响，回头一看，一部车仅仅在他身边一两尺的地方刹住，吓了他一跳，当即感觉心跳心慌，头昏眼花。回家后，躺了一阵，似乎没有什么事，所以也没有在意。几天后，由于工作过劳，他又出现上述症状。这时，他忽然想起那位已过逝的朋友，害怕自己也会心脏猝死，心里猛然一惊。

此后，他总感觉心脏不舒服，有憋气感，心慌心跳就成了常事。他反复跑医院，在心脏科进行了多次系统检查，却查不出任何结果。令他更加恐慌。

因为他的病症没有时间性，所以只要一出门，他就没有安全感。虽然他身体很棒，却总担心自己什么时候会昏倒，并就此与世分离。再后来，他开始感觉注意力越来越不集中，记忆力也大不如前，什么事也放不下。自己在家休养，如果妻子5点半还没有回家，他就烦躁不安，不停打电话，不停看时间。他一个人在家也不敢看电视节目，甚至连广告也怕，只要上面一讲到什么死啊，血啊，坟墓啊，病啊，药啊，就会起鸡皮疙瘩，心中发寒，控制不住情绪。

就这样，老黄的焦虑症就越来越严重了。

中医对焦虑症早已有认识，历代医家描述也最为广泛，并依据不同的症状表现和观察角度将焦虑症总结为“百合病”、“惊悸”、“怔忡”、“烦躁”、“脏躁”、“奔豚气”、“梅核气”等多种病名。

通常认为焦虑症的成因与下列因素有关：

（1）**生物学因素**：焦虑症的形成与某些大脑物质，如肾上腺素能系统、GABA能系统、五羟色胺能系统有关。其神经递质的抑制、吸收、释放和重吸收传递过程障碍是焦虑症发作的关键。还有研究发现，患者的交感神经活性增高，应激反应过敏，容易诱发此症。遗传研究也显示，此症的某些方面具有遗传特征。但也有人表示怀疑，认为焦虑症患者在家庭生活中情绪不稳，不排除会对其后代的心理发育造成直接影响，而非完全遗传学因素。

（2）**社会心理因素**：焦虑症的发生多与社会背景相关，与生活事件刺激为主要致病源，如生活窘迫、工作困难、学习压力过大、人际关系紧张等。此外，与移民、下岗、生意失败、遭遇意外等也有密切关系。

临床表现　按照焦虑症的临床表现，可分为广泛性焦虑和惊恐障碍两个方面。你也可以对照一下。

广泛性焦虑症的临床表现：

（1）总是无缘无故产生担忧、紧张、害怕和不安全感。既搞不清楚担忧什么东西，也不明白害怕什么事情。

（2）凡事总往坏处想，表现得没有耐心、易激怒。有时内心有种不祥预感，总担心会有什么不测事件发生。

（3）经常莫名其妙产生忧虑。如家人一出门，头脑中就不由自主联想到遭遇车祸、被抢劫伤害等恶劣事件，因此忧心如焚，坐立不安。如果到时还不见回来，就不由自主想哭泣。或听到丈夫赚了钱的时候，不仅没有一丝高兴，反而害怕钱多了，反惹别人打劫。

(4) 经常神经过敏，怕强光，容易泪水满盈。如果有人在身后叫，关门大力，甚至电话铃响，即使作好了心理准备还是会吓一跳。此外，还时常感觉身体某些部位发热感或发冷感，但测体温正常。

(5) 注意力难集中，以至于影响工作和学习，甚至看不进电视和报纸。

(6) 感觉记忆力下降，记不住日常小事。

(7) 经常头昏疲乏、出汗多、入睡困难、浅睡多梦、半夜易惊醒。

(8) 感觉全身都不舒服，如：心慌心悸心跳，心口闷痛；胃胀胃痛，返酸呃逆，肠鸣腹泄；胸闷气短，呼吸气阻；尿频尿急尿痛等。

惊恐障碍的临床表现：

(1) 突然感觉内心莫明其妙出现恐惧感，不受自身控制。并迅速发展为极度不安，惊恐万分。

(2) 自觉吸气困难，心中狂跳，出大汗，全身乏力，好似要虚脱一样，甚至好像就快要死了，或者感觉精神不受控制，就要发疯了。

(3) 虽然极力试图摆脱这种困境，却无能为力。

(4) 到医院做各项检查，如心电图、胸部X光和化验检查大多无明显异常。

(5) 由于害怕这种感觉再度发生，或者担心自己真的会出问题，往往使我产生极度痛苦和不安全感，以至于哪里也去不了。

本症发作的时间一般在半小时至1小时左右，达到2小时以上的极少见。发作的频率各不相同，较轻的患者一两个月发作一次，一般每周1～2次，严重者每天皆可有发作，但不会影响生命安全。

治疗原则　焦虑症的症状表现往往会令人感觉“病情严重”，但它却是神经症其他几个亚型中最易见效、疗效也最好的一个。

临床治疗中可以采用：先药物治疗为主，心理治疗为辅；后心理治疗为主，药物治疗为辅。以此作为治疗的原则。

初期必须对产生的症状进行解释，取得患者共识。再运用西药，针对焦虑症状进行抗焦虑治疗，等症状缓和后，再根据患者的性格特征、个人需求、内心冲突、心理失衡的机制，分析矛盾心态。

待病情稳定后，在维持并逐步减药的过程中，帮助其安排好日常生活，协调好生活事件，提高应激防范能力。这样焦虑症的治疗就较为理想。

药物治疗 抗焦虑药在本病的治疗中起重要作用。目前常用的抗焦虑药以苯二氮卓类药物为主，包括阿普唑仑、硝基安定、艾司唑仑、氯硝安定、三唑仑等。

临床中，以运用苯二氮卓类抗焦虑药治疗较为普遍。它的优点是起效快，当天即可产生反应，病人有明显的焦虑紧张减轻、睡眠改善的感觉，易为患者接受。缺点是治疗时间长，长期服用容易产生依赖性，停药较困难。此外，部分患者在治疗期间的警觉性会降低，对于高危工作及驾车人士存在一定的风险。

医生用药有自己的习惯和方式。如初次就诊，从未服用过此类药物，首选作用较弱的阿普唑仑或艾司唑仓;已经运用过，而作用不明显的，可选用作用较强的氯硝安定治疗。

用药要点是昼轻夜重。白天先取半粒，分早、中服，晚上取1粒睡前服。这样既不影响工作，又能促进睡眠，焦虑情绪较容易受到控制。

苯二氮卓类药物不能突然停药，否则会出现症状反弹。比较合理的方法是阶梯式递减，可按每半粒为一个单位，每1～2周减药一次，直到完全停药。原则是先减白天，后减晚上。

此外，在治疗中加入β受体阻滞剂（如心得安）有协同治疗作用。有人也在焦虑症的治疗方案中，加入运用三环类抗抑郁药或选择性5-羟色胺再摄取抑制剂（如氟西汀、帕罗西汀等）进行联合治疗，对控制焦虑发作和加深睡眠有明显的效果。

焦虑症的一般治疗时间长短各说不一。我的体会是“三三制”，即3个月的治疗期，3个月的维持期，3个月的减药期。完整的治疗可以巩固状态，预防复发。

心理疗法 焦虑症的心理治疗多种多样，包括认知治疗、心理疏导、精神分析、森田疗法、集体治疗等等。临床中发现，无论何种心理治疗，其目的都是为了纠正患者的歪曲意识形态，帮助其正确认识自我，提高判断客观现实的能力，从而缓解内心冲突，达到治疗效果。

认知疗方法：较为简单，容易操作，可按以下“三步曲”进行。

第一步：开展以围绕病因病状为主的解释。

焦虑症病状多变复杂，病人往往会产生过多的疑虑，甚至怀疑自己的病症，担心医生的诊断，从而提出诸多问题，这就需要心理医生即时进行总结，并灵活运用显浅易懂的比喻，利用咨询工作室的道具，向患者进行解释说明，为其分辨正误，消除顾虑，确定病性。这对于患者增强治疗信心至关重要。

第二步：以治疗方案和药物运用为辅的说明。

药物治疗可以为焦虑症的治疗节省时间，令患者早日摆脱苦痛。但一般人较难接受，原因是焦虑症患者敏感多疑，对精神心理药物怀有很大的疑虑，担心副作用，以至于难以按医嘱进行治疗。因此，对治疗方案及药物的解释工作也是治疗焦虑症的心理治疗的一部分，不可或缺。只有在患者清楚明了医生用意的基础上，对治疗产生信心与渴望，真正的治疗才能发挥应有的作用。

第三步：以指导其生活学习工作为目的的适应训练。

待患者症状得到缓解后，对其现状进行有效的干预，劝导其放弃主观臆断，鼓励其以一种崭新的思维方式开展新生活，使其转变人生态度，投入社会中，才能令其对生活产生向往，树立起战胜疾病的勇气。

预后 如临床处理得当，保养得法，焦虑症的预后一般较好。但如果存在特殊人格缺陷或有持续生活刺激者，病程多迁延。患过焦虑症的人，任何时候都要记得，身边一定要备用一定数量的药物，不管有何因素，都应尽早进行预防性服药，这是预防复发的关键所在。如若不行，应尽快见心理医生。

预防 防范焦虑症要从日常生活着手，如重视睡眠问题。始终抱着乐观的态度面对生活，生活顺境时可多考虑一些不利因素；而遭遇挫折时就应多往好的方面着想，这是防止焦虑症的一大法宝。

强迫症

强迫症是一种以思维障碍为主的病症。就如电脑的程式出了问题，或染了病毒，也好像旧似电唱机的大胶片被划花了，唱来唱去老是唱那几句。如果不进行人为干预，他们是很难自行校正的。

强迫症是一种怪病，症状表现多种多样，纷繁复杂，往往令人不可思议。其特点是：

（1）有意识的自我强迫和反强迫并存，二者强烈冲突使病人感到焦虑和痛苦。

（2）病人体验到观念或冲动是来源于自我，但违反自己意愿，虽极力抵抗，却无法控制。病人也意识到强迫症状的异常性，但无法摆脱；

（3）病程迁延者可以某种仪式动作为主而精神痛苦减轻，但社会功能严重受损。

成因 包括心理社会因素和生物学因素两个方面。

心理社会因素：在此因素中，最受关注的有三个方面，即人格、精神动力及行为。

社会心理因素多种多样，涉及到政治、经济、文化的方方面面。但可以肯定，不论何种因素的刺激，都会使人的应激状态出现过激反应，产生犹豫不决，重复思考的状态，出现思维循环，容易诱发强迫症。

生物学因素:生物学研究着重在患者大脑局部，有研究发现患者的额叶前部皮质、基底节、边缘系统等处可能与强迫症的发病机制有关。

已有的遗传学研究提示，有相当部分病例具有一定的遗传倾向。他们多有内向胆怯、喜思考、要求高等特点，遇事易产生矛盾思维，难下决定，而一经定论则固执己见，很难变更。

临床表现 强迫症的临床表现多种多样，是一类让人难以理喻，滑稽古怪的病症。按照特征可以分为：强迫思维和强迫行为。

（1）**强迫思维**：是指患者耗费大量的时间，反复思考某些并无实际意义的问题和观念，明知没有必要，却不能自控。

①强迫观念：是指患者不由自主反复联想某些实际不可能发生的情况。如有人强迫思想别人的生殖器和敏感部位，自觉下流而害怕。虽然明知自己不说别人不会知道，却总担心别人会发现自己的肮脏观念，并由此而痛苦不已。

②强迫回忆：对于以往的事件和画面，反复回忆，明知没有意义，也毫无必要，但却不断萦绕在脑海中，并为此而苦恼。如有位患者看到某人的脸上被吐了一口痰，于是就产生强迫回忆，不断回忆那张令人恶心的面容，而不能自拔。

③强迫性对立思维：是指思维不由自主按照事物对立面反复想问题。如想往左转，就想往右转；想到白，就想到黑；想走快，就想到走慢等等。对立思维经常令患者的行动无可适从。

④强迫性穷思竭虑：是指对某些日常明了或没有现实意义的问题反复追寻，患者花费大量的时间，无休无止，为自己设定的“理论”找寻依据。如有位患者总是在想：“椅子为什么是四只脚，而不是三只？”认为三角的稳定性比四角好，因此无法解释凳子、椅子为什么要四只脚。

⑤强迫性害怕失去控制：这是一种特殊的强迫意念，患者自认为会在某些场合失去控制力，出尽洋相，为人耻笑。如有人一站在高处就有一种想跳下去的冲动，一接触尖锐利器就有想拿起来往身上扎的欲望；有位坐月子的产妇，一看见自己所生的孩子就产生冲动，

想将孩子抛下楼，因此痛苦万分。

（2）**强迫性行为**：指患者明知没有必要去做的，却不能控制而进行的行为。

①强迫性洗涤：强迫性洗涤临床中最为多见。如强迫洗手、洗澡、洗衣物，还包括强迫搞卫生（抹台、拖地、洗碗筷）。有位丧夫的妇女，总感觉身上不干净，一个月洗澡就用100吨水。还有个学生无论怎么样洗手都觉得有细菌，最后用牙刷刷手，直到手指全部破溃，还是放心不下。他们明知早已洗干净，却不能控制自己的行为，内心十分痛苦。

②强迫性核对：是指对某些数字、文字，或者单据进行无休止的查对。有位老人拿着一张"阴性"检查单，一直向医生问了三十几个 "有没有问题"，无论医生如何保证，他还是心存疑虑。明知再问下去也没有用，但还是不停在问。

③强迫性礼仪动作：患者强迫自己在进行某些行动的过程中，采用一定的动作，并以此证明自己的一些观点或想法。明知毫无意义，但不这样做心里不舒服，自我控制会出现焦虑不安的反应。有位男性患者，进门时想着"男左女右"，一定要左脚先进，如果步伐不对，就要跳一跳，校正后才进门。如果忘记了，已经进了门，还必须再出门重来一次。否则，一天心里都不舒服，甚至怀疑自己的性别身份。

④强迫性延迟：是一类近年来才发现的新型强迫症，多见于女性。以逛街为目的，表现为反复化妆和更衣，对自己放心不下，总有一种不满意的想法。有的人一次需要一两小时，甚至更多，化十几次妆，更换几十件衣服，才能完成。她们明知对自己，对别人都不好，却不能自控。

治疗原则　强迫症是一种慢性心理疾病，治疗效果居各神经症之末，且容易复发。有人认为只有药物治疗才是真正有效的治疗途径。事实证明，帮助患者认知自己的生活背景及诱发因素，对人格缺陷进行补偿性纠偏，运用药物干预环性思维的运作对治疗强迫症最有效。

药物疗法　在强迫症的治疗中，氯丙咪嗪被认为是最有效的治疗药物，一般由25毫克早、晚各一次起步，依患者的体质状况及症状情况，逐渐加量，直到症状改善，剂量最多可达每天250毫克。但运用氯丙咪嗪治疗也不能对所有的强迫症起效，且它与其他三环类抗抑郁药一样，具有降低血压、增加体重、抗胆碱能症状和过度镇静等副作用，如在一段时期和一定剂量的治疗过程中效果不理想，可考虑换用其他药物进行治疗。

新近的研究表明，帕罗西汀（赛乐特）、氟西汀（百优解）和曲唑酮对强迫症状有缓解作用。临床中也有将抗焦虑药与之联合运用取得良好效果的事例，值得参考。

心理疗法 强迫症患者的思维状态总是将客观事物夸大，认为需要思考或做某些事来抑制自认为可能发生的不良情况。因此，他们总是要求很高，甚至十全十美。虽然明知这样做没有必要，但意识上却不受控制。临床上主要就是针对这一点，而进行的改善其思维状态的心理治疗。

（1）**认识治疗**：帮助患者分析个性缺陷，有意识地让其放弃一切陈旧的观念，说明事物的不完美性是必然的规律，都有一个允许出错的几率，让患者在心理上逐步接受过错，并原谅自己，从而缩小强迫观念和行为的主观作用，分散其注意力，从而达到治疗的目的。

（2）**行为治疗**：其中暴露疗法多为临床运用治疗强迫行为。方法是将患者暴露于引起强烈焦虑的情景中，由治疗人员强制阻止其强迫行为的出现。在不断阻断其行为，令其不能达至自我满足的过程中，逐渐适应，从而淡化强迫行为的印象，减低强迫行为的频率。有人主张对有强迫观念的患者采取厌恶疗法。方法是，当患者产生强迫观念的时候，用力拉套在手腕上的橡皮圈，弹力产生的痛感会使患者分散注意力，令其厌恶，从而改变思维状态，达到治疗目的。

（3）**支持治疗**：对于症状较轻，而又能坚持工作的强迫症患者而言，支持治疗有明显的效果。通过鼓励、奖励和疾病知识的学习，结合家庭的积极配合，对其人生观、世界观进行有目的地纠正，帮助其发现缺点，有助于他们坚定信念，增强战胜疾病的信心。

预后 由于轻度的强迫症对患者生活的影响并不大，因此患者一般不愿主动就医。等到主动就医时，患者症状大多已经持续相当长的时间，而症状又多呈波动，因而预后较其他心理疾病效果差。大部分会因生活事件的刺激而复发。

预防 在儿童的成长过程中，即时发现孩子的性格问题，从小纠正不正确的思想观念，如过分严谨和追求完美，树立正确的人生观，对预防强迫症有益。

躯体形式障碍

躯体形式障碍这名字不好理解，让人一看还以为是躯体疾病，其实它也是一类以大脑功能障碍，心理活动失调为主因，而症状却表现于躯体的心理疾病。

躯体形式障碍的症状几乎包罗几乎所有系统，纷乱复杂、多样多变。该病在临床各科中，往往容易造成误诊误治，值得我们注意。

躯体形式障碍是一种以持久地担心或相信各种躯体症状的优势观念为特征的神经症。

病人会因为身体某些部位不舒服而反复就医，经各种医学检查没有实质性的问题，但医生的解释，不能打消其疑虑。即使有时存在某种躯体障碍，也不能解释所诉症状的性质、程度，或其痛苦与优势观念。经常伴有焦虑或抑郁情绪。尽管症状的发生和持续与不愉快的生活事件、困难或冲突有密切关系，但病人常否认心理因素的存在。

临床表现　主要包括躯体化障碍、疑病症、躯体形式自主神经紊乱、持续性躯体形式疼痛障碍和神经衰弱。

（1）**躯体化障碍**：是一种以多种多样、经常变化的躯体症状为主的神经症。症状可涉及身体的任何系统或器官，最常见的是胃肠道不适（如疼痛、打嗝、返酸、呕吐、恶心等），异常的皮肤感觉（如瘙痒、烧灼感、刺痛、麻木感、酸痛等），皮肤斑点，性及月经方面的障碍也很常见，常存在明显的抑郁和焦虑，且多为慢性波动性病程，并伴有社会、人际及家庭行为方面的障碍。

有位女性患者，10年间反复胃痛胃胀，返酸作呕，几乎服了所有的胃药皆不见好转。于是她自动要求进行手术治疗。但术后症状依然如故。于是家人强迫她来看心理咨询门诊。经询问，我了解到原来其儿子长期吸毒，精神倍受打击。于是我判断她的病是由此所致。但患者却坚决否认。

（2）**疑病症**：是一种以担心或相信自己已经或必会患某种严重躯体疾病的持久观念为主的神经症，病人因为这种观念反复就医，尽管各种医学检查阴性，加上医生的反复解释，均不能打消其疑虑。常伴有焦虑或抑郁。

有人担心自己患了癌症、艾滋病、肝炎等病症，并进行不合逻辑的自我推理。如认为“小三阳”会衍变成“大三阳”，“大三阳”会变成肝炎，肝炎会衍变成肝癌，肝癌会导致死亡，因此认为“小三阳”就会变肝癌，就会死亡。患者多数只在乎有没有可能的问题，而对于事物发生的几率一般不予考虑。

（3）**躯体形式自主神经紊乱：**是一种主要受自主神经支配的器官系统（如心血管、胃肠道、呼吸系统）发生躯体障碍所致的神经症样综合征。病人存在自主神经兴奋症状（如心悸、出汗、脸红、震颤）基础上，又发生了非特异的，但更有个体特征和主观性的症状，如部位不定的疼痛、烧灼感、沉重感、紧束感、肿胀感，经检查这些症状都不能证明有关器官和系统发生了躯体障碍。因此本障碍的特征在于明显的自主神经受累，非特异性的症状附加了主观的主诉，以及坚持将症状置于一特定的器官或系统。

这类病症系大脑功能的综合障碍，并引起全身不适的症候群，症状飘逸，时隐时现，从生物医学理论的角度毫无规律可循，就是其特征。

（4）**持续性躯体形式疼痛障碍：**是一种不能用生理过程或躯体障碍予以合理解释的持续、严重的疼痛。情绪冲突或心理社会问题直接导致了疼痛的发生，经过检查未发现相应主诉的躯体病变。病程迁延，常持续6个月以上，并使社会功能受损。诊断需排除抑郁症或精神分裂症病程中被假定为心因性疼痛的疼痛、躯体化障碍，以及检查证实的相关躯体疾病与疼痛。

有位病人经常无故出现全身疼痛。在当地医院就诊，怀疑为“关节炎”、“类风湿”。治疗后，完全没有效果。病症反复发作，而且范围扩大，波及全身。曾做过全身系统检查，并未发现明显异常。患者服用过大量的抗风湿药和止痛药物，但症状不受抑制，经常需要借助打“度冷丁”一类的强效止痛针，方能止痛。病情已经拖延3年有余。经检查疼痛部位没有红肿，也不发热，关节活动没有限制。患者表情痛苦，一会儿说背痛，一会儿又说腿痛。并用力捶打大腿。要求立即打止痛针。经反复了解，病人方极不情愿地反映，病痛与村里修路，要从他祖辈耕种的地上通过，精神受刺激有关。

（5）**神经衰弱**：指一种以脑和躯体功能衰弱为主的神经症。它以精神易兴奋却又易疲劳为主要特征，表现为紧张、烦恼、易激惹等情感症状，及肌肉紧张性疼痛和睡眠障碍等生理功能紊乱症状。这些症状不是继发于躯体或脑的疾病，也不是其他任何精神障碍的一部分，多缓慢起病，就诊时往往已有相当长的病程，并可追溯导致长期精神紧张、疲劳的应激因素。偶有因突然失眠或头痛起病，却无明显原因。病程持续或时轻时重。

这一病状可见于多种不同的疾病，例如某些身体疾病、抑郁症、焦虑症或某些精神分裂症早期与恢复期。

神经衰弱这一诊断在十九世纪末二十世纪初非常流行，后来由于焦虑症被分离出来，欧美各国对它的诊断相应减少。“隐匿性抑郁症”（masked depression)的概念提出之后，以身体不适为主要表现的一组特殊抑郁症得到重视，使神经衰弱的诊断进一步减少。

现在，欧美诸国已经很少使用“神经衰弱”这一诊断名称。美国官方精例，经过细致的收集病史和检查，发现多符合目前焦虑症和抑郁症的诊断标准。

因此在诊断神经衰弱症状的时候须注意，若见于神经症其他亚型的，只诊断其他相应类型的神经症;若见于各种脑器质性疾病和其他躯体疾病，此时应诊断为这些疾病的神经衰弱综合征。

虽然，在精神心理学界已经很少有医生做出这一诊断名称，但神经衰弱一词已经在我国流行了上百年，有着深厚的群众基础，就目前而言，临床其他科的医生们仍在运用。我只想说一句，不要被“神经”一词牵错了路。如果你被诊断为这个病症，总是医不好，可以多个心眼，看病的成因和实质，也许你就会明白过来。

治疗原则 躯体形式障碍由于病源在大脑，与人的精神状态和心理活动密切相关。一方面调整心理状态，缓和内心冲突为主导，帮助病者了解疾病的机理，阐明疾病的部位，消除其内心积虑，取得患者的支持及家属的配合是医生的职责；另一方面制订系统治疗方案，达到标本兼治是成功治疗的保障。

药物疗法 临床中，治疗本病多运用抗焦虑药和种类抗抑郁药。也有人用β受体阻滞剂（心得安）阻慢自主神经冲动的功能达到治疗的目的。也有人在治疗组方中加入少量抗精神药物，如舒必利、奋乃静、思瑞康等，取得了良好的疗效。具体的治疗方法还应因人而异。

心理疗法 由于一般患者只注重躯体不适感，而忽略心理致病因素的作用，所以认知心理治疗在就诊初期就起着重要的作用。如何说服患者对疾病进行正确的认知，改善观念，增强医从性，是心里医生的一项任务。解决不了这个问题，患者就没有信心治疗，更不可能不愿主动配合，实施必要的治疗手段。

预后 一般认为人格健全，社会理解能力强者，急性起病者预后良好。而人有格缺陷，理解能力差，而又缓慢起病者，病程多迁延，预后较差。

预防 开展科普知识教育，使人们树立正确的疾病观念。帮助人们从整体观、统一观的角度省视疾病的产生和症状的关系。客观评价社会心理致病因素的作用，是预防躯体形式障碍的保证。

2.抑郁症

在我们的生活中，抑郁症是最多见到，并容易发现的心理疾病。抑郁症是心境障碍的一个类型，是以显著而持久的情感或心境改变为主要特征的一组疾病。

抑郁症临床表现

晓晴出生在一个环境宽松的家庭，但她从小就内向，不喜欢家里有外人出现。她怕别人会破坏自己安宁的生活。由于不喜欢与人交往，上学、放学的时候，人们总是看见她一个人背着书包在路上走，这与她青春活泼的年纪形成了巨大反差。

上初中时，她就感觉与一般人不一样。原因是感觉不到别人那份喜悦的心情。许多时候，自己想快乐，但却总是莫名其妙感到闷闷不乐，怎么也快乐不起来。考试九十几分，老师表扬，好像也没有什么高兴的反应。

读高中后，做事提不起兴趣，小学时还和家人打打羽毛球，看看电视节目，慢慢发觉怎么也激不起内心的反应。以至于什么活动也不想参加。而且总觉得心口气堵，全身乏力。家长以为是思想问题反复与其谈心，开导她，但没用。后来又外出旅游，帮她散心。她说：其实自己只是为了照顾“他们的情绪”才去，一点兴趣也没有。

高二时，任何事都提不起劲，特别烦别人的劝说，并为此发脾气，甚至摔东西。全家人都感到不可理喻。她开始自责，认为自己是个无用的人，“累人累已”，对前景毫无希望，认为任何人都帮不了自己。

那不久就产生了自杀观念。她认为一个人如果活着，应该开心，但却不能自控，“心里有压抑感”、“高兴不起来”、“心里难受”，这活着还有什么意思。

第一次自杀她选择了割脉。但由于自愧于父母的养育之恩，只割伤了手背。这可吓坏了家人，他们日夜护着晓晴，生怕她再次“犯傻”。看着父母的焦心的神态，她下定决心，一定要“改正”。可是心情却不由她自己。闷起来，天昏地暗，吃不下，睡不着，还欲哭无泪。实在忍无可忍，第二次自杀她服了一瓶在药店卖的“安眠药”，但一点反应都没有，她不知道那可能是“假药”，反倒认为是上帝不要她死。

一年多时间来，她不去上学，也不想和任何人讲话，心像死了一样。家人问也不是，骂也不是，说也不是，不说也不是，令她的父母焦急万分。

其实，晓晴早已是一位典型抑郁症患者。

晓晴的表现符合抑郁症的"三低"症状：情感低落、思维迟缓、意志活动减退。生活中我们遇到这样的情况，千万别不当一回事，更不应把他们当作"思想问题"处理。

接诊时，经过仔细询问我还发现：晓晴不但有完整的精神症状，还包含了许多躯体症状，主要有体重减轻、便秘、闭经等。同时伴有身体各部位的疼痛、恶心作呕、心慌心跳、胸闷怕冷、头痛头昏、呼吸气短等症状。

值得注意的是，由于文化背景的影响，我们发现大多数抑郁症患者在就诊中首先描述的不是精神心理症状，而是伴发的躯体症状，这就很容易误导医务人员，产生错觉，将疾病的性质主次颠倒，导致诊断思路的倾斜。

抑郁症的特征表现　晓晴在患病后生物钟节律也发生了改变，如出现早醒，早上天不亮便自动醒来，心慌胸闷，头重脚轻。到了夜晚，活动过后，反而感觉症状有减轻，医学上叫"晨重夜轻"，这是抑郁症的典型表现。

日常生活中，我们经常可以碰到一些轻度抑郁的人，主要表现为心情低落、兴趣和愉快感不足、容易疲劳，并反复出现，时间不长，但却影响他们的工作能力和生活素质。医学上称："心境恶劣"， 这种情况有部分人经过一段时间的煎熬有的也可以自行恢复。我认为如确实给你的生活和工作造成了损害，还是看看医生为好。

抑郁症的九大症状

以下是抑郁症的九大常见症状，大家不妨对照一下：

（1）兴趣丧失、无愉快感；
（2）精力减退或疲乏感；
（3）精神运动性迟滞或激越；
（4）自我评价过低、自责，或有内疚感；
（5）联想困难或自觉思考能力下降；
（6）反复出现想死的念头或有自杀、自伤行为；

（7）睡眠障碍，如失眠、早醒，或睡眠过多；

（8）食欲降低或体重明显减轻；

（9）性欲减退。

读者如发现自己有上述表现，不要掉以轻心，最好是去寻求心理医生的帮助。

抑郁症的治疗

治疗原则 建立和维持良好的医患关系，取得相互信任是治疗抑郁症的前提条件，确定心理治疗和药物治疗原则，实行“个性化”治疗，根据病情调整治疗方向是成功治疗的保证。

药物治疗 抑郁症的药物治疗已经经历了几十年的检验，取得良好的效果，目前特别是新一代抗抑郁药的运用，更因为其疗效确切，副作用少而受到患者的认可，特别是选择性5-羟色胺类的抗抑郁药在临床运用中越来越普遍。

（1）**三环类抗抑郁药的运用**：常用的有米帕明（丙咪嗪）、氯米帕明（氯丙咪嗪）、阿米替林等，主要用于抑郁症的急性期和维持期，临床中通常从小剂量开始逐渐增量，如阿米替林25毫克，早餐后、晚睡前各一粒，3～5天后增加至25毫克，早餐后、中午餐后及晚睡前各一粒。其有效剂量为150～300毫克。如使用4～6周无效可换药。研究表明维持治疗时间应该达到6～8个月，否则容易复发。但三环类抗抑郁药的弊病不少，不良反应较多，主要表现为抗胆碱能作用和心血管方面，常见的有口干、便秘、视物模糊、排尿困难、心动过速、体位性低血压和心律改变。原有心血管方面疾病的患者尽量不用，青光眼患者禁用，老年人和儿童应减少用量，并注意监察各项生理指标。

（2）**选择性5-羟色胺再摄取抑制剂(RRSIs)**：RRSIs是新一代抗抑郁药，目前已在临床应用的有氟西汀、帕罗西汀、舍曲林、氟伏草胺和西酞普兰等。研究证明这类药物的疗效优于三环类抗抑郁药，副作用也相对较轻。有效剂量：氟西汀20毫克/日；帕罗西汀20毫克/日；舍曲林50毫克/日；氟伏草胺100毫克/日；西酞普兰20毫克/日。少数患疗效欠佳可加倍。由于RRSIs的半衰期都较长，大多在18～24小时，每日只需服一次药，患者使用方便，且安全。缺点是见效慢，通常需要2～4周才能见效。常见的不良反应有：恶心、作呕、口干、便秘，极少数可有皮疹、震颤。多数不良反应发生在用药的早期，坚持2周后，症状可自行消失。当然，如果经济环境良好也可以选用更新的、副作用更小的、起效更快的药，如欣百达或来士普等。

此外，完整的治疗还必须依据各人的情况，配合一些其他药物（如抗焦虑药、神经调节药等），组成一个协调的治疗组方，效果会更好。

心理疗法 对于抑郁症患者，心理治疗起着重要的作用。医生通过聆听、询问，能够取得患者的信任，对病情进行解释能够让患者明了疾病的过程，对患者的指导、鼓励和安慰能够帮助患者正确面对抑郁症，树立治疗和生活信心，从而主动配合治疗，这是治疗抑郁症的首要条件。

临床中常用的心理治疗方法有以下几种：

（1）**认知治疗**。目的在于纠正病人的认知歪曲，建立灵活和积极的思考方式，并练习新的应对方式。

（2）**心理分析**。目的在于改变病人的人格结构，而不是单纯的缓解症状，由此增强人际信任与合作，提高应对悲伤等负性情绪的能力。这种方法治疗效果良好，缺点是治疗费时，疗程长，费用高。

（3）**行为治疗**。重点在于对病人反复训练，达到矫正适应不良的目的。主要是给予病人积极的支持，使之通过学习、训练重新适应环境。

（4）**人际关系治疗**。目的在于解决个别病人的人际关系问题。这种问题可能来源于幼年期的不良人际关系；病人当前的人际关系问题可能会加速抑郁症状的发展，延长持续时间。人际关系疗法通常需要12～16周，治疗重点不涉及防卫机制和内心冲突等在内在心理结构问题；但会处理犹豫不决、歪曲理念和社会功能损害对人际关系造成的不良影响。集体心理治疗对抑郁症患者有效，能够提升患者的自信心，提供在群体中学习的机会，帮助他们正确定位，提高社会理解力。

（5）**催眠治疗**。在催眠状态下，给予的积极暗示刺激对改善患者大脑功能有意义。

抑郁症的预后与预防

预后 经过系统治疗的抑郁症预后一般良好。但反复发作、慢性、老年人较迁延。有心境障碍家族史、病前有人格障碍、慢性躯体疾病、缺乏社会支持者较难痊愈。未经治疗，或治疗不充分者，预后往往较差。

预防 社会支持和心理辅导对于预防本病的发作有非常重要的作用。提倡互相帮助，平等相待，减轻生活负担，减少工作学习压力，提高人对外界事物的理解能力，促进共同富裕，是政府和社会的责任和义务，是预防抑郁症的外在因素；而以平常心对待一切事物，不攀比，不贪婪，不与邪恶为伍，随时抱着“山重水复疑无路，柳暗花明又一村”及“行到水穷处，坐看云起时”的良好心态看世界，就不会有那么多的忧郁产生，也才可以从根本上消除“抑郁症”产生的因素。

3.精神分裂症

一提精神分裂症，许多人就会想到那些喜怒无常、行为怪异、四处游荡的"疯子"。由于治疗比较困难，部分留有后遗症，影响工作、学习、结婚等，因此一定要争取早发现、早治疗。

精神分裂症的表现

精神分裂症多在青壮年发病，起病往往较为缓慢，临床上可表现出思维、情感、行为等多方面的障碍以及精神活动的不协调。患者一般意识清楚，智能基本正常，但部分患者在疾病过程中，可以出现认知功能损害。

17岁的阿军由爷爷奶奶带来。但他认为自己根本没什么病，却硬要被人逼着来看什么心理咨询门诊。内心极不情愿，并发脾气。

他在咨询候诊室坐着，爷爷进来反映：近一年多来，人变懒了。经常睡过头，以至于常常迟到，甚至逃学，即使到了课堂，也发呆、傻笑，听不进老师讲的内容。经老师和家长反复做思想工作，有时也明白，但就是改不了。

近段时间，干脆不上学，呆在家里，不肯出门，也不主动说话，就是家人问到，非答不可，也只是只言片语。白天没人叫，就不主动吃饭。洗澡也需家人提醒。

晚上，他不睡觉，整晚上网，有时听见他在自己的房间里咯咯笑，问之则不答。如果有人反对他上网，就大发脾气。讲话也不再像以前那样有人情味，动不动就叫亲人去死，不肯打招呼，问好。整个人好似变了一个人，与过去积极向上的那个阿军判若两人。

一个人的性格是相对稳定的。俗话说"江山易改，本性难移"，如果一个人在不长的时间里，性格改变了，让人感觉和过去完全不同，似乎不认识了，那人就已经病了。

我叫阿军进了咨询室，他坐在椅子上，眼睛却盯着窗外，面上没有一丝表情。问什么他都不答一声。不久，他嘴角蠕动了一下，我马上问："你听见什么声音吗？"他回头望了我一眼。我再问："'他们'在说你什么？"他不答。我追问："我知道你听见一些人讲话，但看不见人，对吗？"他还是没反应。"他们正在议论你什么？"我又问。见他没回答，我继续深入："他们离你有多远，是在窗户的外面，还是在大街上？"

这时他才机械地回答："在我家。"

"有男人，也有女人吗？"

"都有。"他木木地答道。

"是关于学习的事？"

"不是。"

"是你们家的事？"我又问。

"是。"

"你爸爸、妈妈在什么地方？"我转了个话题。

"在某国。"

"什么时候走的？"

"九八年。"

"那声音告诉你，有关他们的情况吗？"追问道。

"是。"

"他们有威胁你吗？比如说他们的坏话。"

"有。"他还是木无表情。

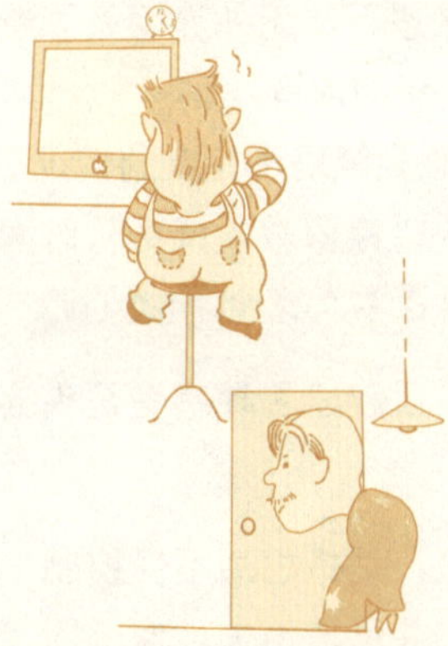

晚上，他不睡觉，整晚上网……

由上面的对话，我们证明阿军存在感知觉障碍，主要是听幻觉。我们还可以发现，阿军还存在思维障碍。主要表现为思维贫乏，联想数量减少，概念贫乏，语言单调，沉默寡言，回答问题机械刻板等。

精神分裂症的感知觉障碍主要表现为幻觉。幻觉是一种虚幻的知觉。它的特征是凭空产生，常见的有听幻觉，如凭空听到有人和自己讲话，甚至隔墙闻声，或是听到很远的地方传送过来的声音。内容多是被人议论、旧歌声、单调的机械声等。精神分裂症的幻觉体验可以非常具体、生动、真实，也可以表现朦胧，但内容多会给患者的思维、行动带来显著影响，患者会在幻觉的支配下做出违背本性、不合常理的举动。

肖某某，男，30岁。因小生意与人发生争执，事后紧张、恐惧，在家静坐或看电视的时候，时常听见隔壁后有声音传过来。仔细聆听，好像有几个人在议论自己，令其恐惧。不久，那声音越听越清楚，指责他：“那个坏蛋，我要告他，叫公安抓起来！打死他！”

虽然看不见人影，但声音非常真切，使其再不敢出门口。

精神分裂症的思维障碍临床表现复杂多样，大致分为三个方面:思维联想障碍、思维逻辑障碍、思维内容障碍。

（1）**思维联想障碍**：主要表现在其速度、数量、结构和形式上。具体如下：

①思维迟缓：也即联想抑制，指联想的速度缓慢、困难。这就好像将蜜糖从瓶子里倒出来一样粘滞不畅。病人感到“脑子不灵了”、“反应变钝了”，思考问题的时候感觉吃力，应答迟缓。

②思维中断：是指人在清醒状态下，无外界因素影响，突然出现头脑中空白，表现为交谈中忽然哑然不语。片刻，续以新的内容。

这一现象有些像播放VCD时，碰到解码不完全的情况一样。我们会发现电视屏幕上会突然定格，出现一些色彩不均的方块，停留数秒或更长时间后，又重新开始播放，然而内容却已转到了别的地方。这种障碍患者本人完全不能支配。

③思维贫乏：许多病人医好了后叙述那种感受是头脑空虚，无话可说，就像被人洗了脑一样。

④强制性思维：或称思维云集，是指思潮不受控制，从脑内强制性地涌现出大量毫无现实意义的联想。往往突然出现，并迅速消失，像云团涌出一样，多得连患者自己都不知道想了些什么。

（2）**思维逻辑障碍**：主要表现为逻辑推理过程的紊乱，在概念的形成到逻辑基本规律的运用中都可以发生。有的还存在语法和文字结构的错乱，使思维变得十分荒诞离奇，脱离实际。常见的形式有以下几种：

①思维松弛：又称思维散漫。虽然病人的语言运用方法和结构没有问题，但思维活动表现为散漫，回答问题不中肯，令人感到交谈困难、吃力，或者表现不合节拍，不易理解，甚至答非所问。

如一位退休教师患病后，医生问她："早上什么时候起床？"

她回答："昨晚做了个梦，梦见有人将手伸进棉被里，抓我的脚，我起身穿上衣服，洗脸，刷牙，做运动，上街买菜，回来后……"

医生纠正她。她好像突然清醒，又说："我儿子开公司，买五金交电产品。"

再回答，还是答不到正题。

有些学生读书读不进去，家长带来咨询。医生告诉家长孩子患了病。家长就急了，说："我孩子讲话听起来不像有问题，句句话我们都听得懂。"虽然说话语法没问题，但精神不能集中，思维松弛也属于一种病态。

②思维破裂：较思维松弛严重，病人在意识清醒的情况下，思维过程破裂，语言文字间缺乏内在的连惯性和应有的逻辑性。主题与主题之间，上文与下文之间，甚至语句之间都缺乏内在联系。

例如：

"煮饭就是太阳出来了！"

"有人抓我就要开花！"

"森林大火，把卫星读成小卖部，头上的星星在歌唱我们今天不吃饭。"

③象征性、对立性思维：正常人也有象征性思维，如鸽子代表和平，玖瑰代表爱情等。但能为人理解，不表示病态。

病态的象征性思维多为概念转换，以无关的具体概念来代表某一抽象概念，不经病人自己理解，旁人无法知晓。对立思维是指患者一想到某事物就想到这个事物的反面。

例如：

"白色的反义词是黑色。"

"我要吃红番茄！我要赤胆忠心，一颗红心，两手准备。"——象征性思维。

（3）**思维内容障碍**：即妄想。妄想是精神分裂症中，最常见、最重要的症状。其内容一般常与个人经历的社会文化背景密切相关。严重影响人的正常生活秩序。

①被害妄想：病人坚信某些人或某些集团对其进行不利活动，如跟踪、监视、陷害，

对其人身、家人和财物进行打击、破坏。如：认为有人在饭里下毒，想毒死自己。病人受妄想支配拒绝进食，或只吃自己亲自煮的饭菜，喝自己烧的水。甚至为此控告、逃跑。更严重的还会产生自伤、自杀、伤人、毁物等冲动行为。

关系妄想：病人将环境中与他无关的事物一概认为与其有关。如别人的一举一动，包括咳嗽、讲话、眨眼、哼鼻等，甚至电视电影里的情节，电台里的话语也是针对病人而制造的。

例如：有一女性患者在等公共汽车的时候，听到一老翁对其女儿说："回家杀只鸡，煲点汤喝。"患者当即不快，感觉老翁是含沙射影、指桑骂槐，说自己是"鸡"（妓女）。后又见对方朝地下吐口水。认为是有意挑衅，遂上前殴打老翁。

②影响妄想：又称被控制妄想。病人认为其身体、思想、情感、动作受外界某种力量支配或操纵。包括宗教中的神、鬼，或神秘力量，如气功。也包括现代科技产品，如无线电、电磁波、射线、英特网、窃听器等等。

③夸大妄想：病人坚信自己具有非凡的才智、地位和权势，是天才的发明家，认为自己是某名人的后裔。或者相信目前虽然不是，但今后一定是。此种妄想多发生在情感高涨的背景下，以一贯的生活环境和文化经历及目标理想有关。

有一中年妇女，身材瘦小，自幼受人欺负，一心想做警察。发病以后，自认为已经是警察，或者便衣警察。她自制红袖套和证件，日夜到公共场所"值勤"，不停地对周围的人群发号施令。甚至对前来阻止的民警说："你们怎么搞的，见到领导也不报告？"

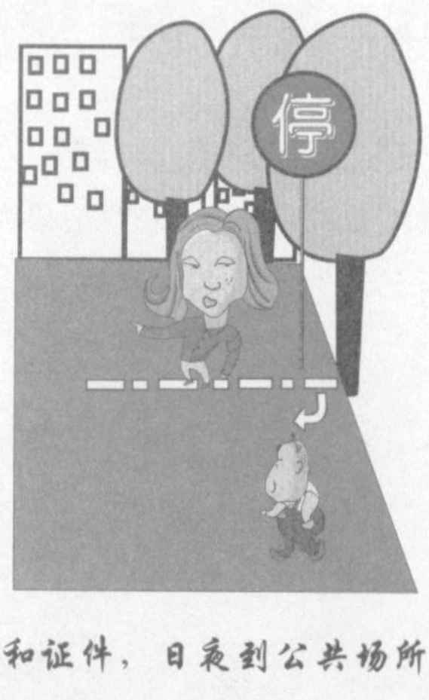

她自制红袖套和证件，日夜到公共场所"值勤"……

④罪恶妄想：病人毫无根据地坚信自己犯了严重的错误，给别人或单位，甚至国家造成了无可挽回的损失，认为自己罪恶滔天、死不足惜，并为此痛苦不已。

⑤嫉妒妄想：病人坚信自己的配偶对其不忠实，另有外遇，因而经常跟踪、监视，甚至反复盘查。如仔细检查对方的衣物有没有不属于自家的东西，有没有特殊气味，有没有口红印迹，口袋里有没有什么信物等等。

有这种妄想的病人，可以经常借故不上班，或中途早退，目的就是为了监视对方的行动。他们爱尾随对方左右，提出诸多苛刻的条件限制对方，如不准与异性讲话。当对方一定得单独出门的时候，时常要求准时回家，稍迟即大吵大闹。不听亲朋戚友的劝解。

⑥钟情妄想：也即是老百姓称的“桃花疯”或“花痴”。病人坚信自己被某异性钟爱，对方的一举一动，一言一行都是在向自己表达爱意。即使遭到对方的严词拒绝，也认为是爱面子，或有意考验自己，并始终纠缠不休。

⑦内心被揭露：也称被洞悉感。临床上比较常见。病人认为其所想的事不经口说，或文字形式，就感觉周围的人都知道一样。这类病人如果想到一些不健康或不道德的事，就会心神不宁，总认为别人已经看穿自己龌龊的心灵，因此紧张恐惧，甚至为此自杀。

情感障碍 主要表现为情感淡漠。多指病人对外界任何刺激缺乏相应的情感反应。表现为表情呆板、不哭不笑、静若止水，对周围的事物漠不关心，甚至六亲不认。部分患者会在幻觉妄想的支配下，出现情感过激的反应。

意志和行为障碍 意志减退和紧张综合症。

意志减退：指没有意志活动，或极少意志活动。病人对任何活动缺乏动机和要求，没有工作学习的自觉性，故他们生活也极其懒散，甚至不愿主动吃饭、洗澡、刷牙等，行为孤僻、退缩。常常与思维贫乏、情感淡漠同时出现。

紧张综合症：精神运动性兴奋。病人的日常活动明显增多，与思维情感增多相一致。这种兴奋易产生冲动，给社会和他人造成伤害；精神运动性抑制——是指整个精神活动降低，言语动作迟缓、怪异、不协调。常见的有木僵状态、模仿动作、刻板行为。

精神分裂症的诊断标准

由于精神分裂症的病情比较复杂，因此本书将《中国精神疾病的诊断标准（CCMD-3）》摘录于此，供大家参考。

症状标准　至少有下列两项，并非继发于意识障碍、智能障碍、情感高涨或低落。（单纯型精神分裂症另有规定）

（1）反复出现的言语性幻听；
（2）明显的思维松弛、思维破裂、言语不连贯，或思维贫乏或思维内容贫乏；
（3）思想被插入、被撤走、被插散、思维中断，或强制性思维；
（4）被动、被控制，或被洞悉体验；
（5）原发性妄想（包括妄想知觉，妄想心境）或其他荒谬的妄想；
（6）思维逻辑倒错，病理性象征思维，或语词新作；
（7）情感倒错，或明显的情感淡漠；
（8）紧张综合征、怪异行为，或愚蠢行为；
（9）明显的意志减退或缺乏。

严重标准　自知力障碍，并有社会功能严重受损或无法进行有效交谈。

病程标准　包括以下三点：

（1）符合以上两个标准至少持续1个月（单纯型另规定）。

（2）若同时符合精神分裂症和心境障碍的症状标准，当情感症状减轻到不能满足心境障碍症状标准时，分裂症状需继续满足精神分裂症的症状标准至少2周以上，方可诊断为精神分裂症。

（3）排除标准：排除器质性精神障碍及精神活性物质和非成瘾物质所致精神障碍。尚未缓解的精神分裂症病人，若又罹患本项中前述两类疾病，应并列诊断。

鉴别诊断

（1）**脑器质性及躯体疾病所致精神障碍**：不少脑器质性病变如癫痫、颅内感染、脑肿瘤和某些躯体疾病（如系统性红斑狼疮），以及药物中毒，都可以引起类似精神分裂症的表现，如生动鲜明的幻觉和妄想。鉴别要点是此类病症都有确凿的临床和实验证据，能够证明患者的精神失常状态与脑器质性或躯体疾病有密切的联系。如若无法完全鉴别，也可以从症状学上仔细观察，此类病症常常会伴发一定程度的意识障碍，幻觉和妄想的内容多为恐怖性，症状多有波动，时发时止，不如精神分裂症连贯。

（2）**心境障碍**：严重的心境障碍有时也会出现妄想和片段的幻觉。如躁狂患者多出现夸大妄想，抑郁患者多产生被害或罪恶妄想，但内容多与心境状况有关，一般不荒诞离奇。结合病史、病情及症状、转归等不难做出判断。

（3）**神经症**：主要鉴别要点就在于患者的求医意识上，因为精神分裂症患者缺少痛苦体验，因此一般不主动就诊，甚至拒绝就医，也即是说病人自知能力不完整。有些早期的精神分裂症患者也会看医生，但多主诉躯体不适，而且治疗动机不足，或仅仅“问问而已”。

精神分裂症的治疗

许多患者和家属在咨询治疗过程中，总想把精神分裂症产生的原因搞清楚。但我认为没有必要。这就好比修车的师傅，不必一定强调车是怎么坏的，而只在乎车应该怎么修好一样。只要病治好了，就是目的。

治疗原则　精神分裂症是人大脑功能的一种障碍。病程多数较长，且没有自知能力，对社会、对家庭造成的危害较大，人群受累面较广。因此治疗上必须注意，以家属做后盾，以医生为治疗主体。

重症患者，如出现自伤、毁物、扰乱社会秩序，或有自杀企图、自杀未遂，而又无人能够看管的，应该尽早送精神病院住院治疗。而病情属于早期，症状不十分严重，也没有上述恶性倾向或行为的，也可以选择“家庭治疗”。前提是早期治疗一定要有充足的人手看护。

“家庭治疗”中家属要尽量以医生的治疗方案为准。对轻度患者，医生可多从人性化的角度进行引导，同时进行必要的药物治疗。家属应注意药物的保管，并由专人发药，监督其服药。这是“家庭治疗”的必要保证。

药物治疗 抗精神病的药物种类不少，但不一定所有的药物都要掌握，每一类中只要有一两个药能够熟练运用即可。抗精神病药按其作用机制分为经典药物和非经典药物两类。

经典药物又称神经阻滞剂，其主要通过阻断D2受体起到抗幻觉妄想的作用。临床常用的有两类：一类以氯丙嗪、奋乃静为代表。这类药镇静作用强、抗胆碱能作用也强、对心血管和肝脏毒性较大，但椎体外系副作用较少；而另一类以氟哌啶醇为代表，它抗幻觉妄想的作用突出、镇静作用较弱、对心血管和肝脏的毒性小，缺点是锥体外系副作用大、治疗剂量小。经典药物多经济实惠，适合中下收入的家庭或病人。

如选用氯丙嗪治疗，根据病情严重程度，初始治疗剂量，轻者由25毫克或50毫克，早、晚服，每隔35天加量一次，每次加量一般每天不超过50毫克。直到症状受控制。治疗剂量一般人在100～250毫克；而严重者，多用药急重些，加药的速度和剂量也快一些。最大治疗剂量可以达到600毫克，不过一般这种剂量治疗都必须在有监测和急救条件的住院病房进行。

非经典药物又称非传统抗精神病药物。优点是剂量少或不产生椎体外系症状和催乳素水平升高，对心血管和肝脏的毒性小，代表药物有氯氮平。而新一代抗精神药物也于上世纪末迅速掘起，以利培酮、奥氮平等为代表的非经典药物，因其运用方便，加量少，起效快，作用稳定，已经被越来越多的医生和患者接受。但缺点是价格比较昂贵。

如运用奥氮平治疗，初始剂量为10毫克/日，晚服。一周后可加至20毫克。等症状受控制后再减到10毫克，维持治疗。临床也有将之与经典抗精神药联合治疗的情况，奥氮平的剂量可以酌情减半。

在治疗的过程中，如果遇到有椎体外系反应，可加用安坦2毫克，早、中、晚服。

必须注意，精神分裂症的治疗是一个慢性的过程，专家认为初发患者一般治疗不应少于9个月，最好在1～2年左右，提前停药只会增加复发的几率。多次复发者如没有十足把握，不应自行停药。

心理疗法 目前，心理治疗在一般精神病院还未能普及开来，但心理治疗在精神分裂症治疗中的作用却不可缺少。就如电脑中了病毒一样，仅仅请人修理好，而没有让人明白为什么，那么不仅达不到对此现象的了解，还为将来发生同样问题埋下了隐患。心理治疗不但可以改善病人的精神症状、提高自知力、增强治疗的依从性，还能促进家庭成员间的相互理解，使患者能正确面对社会、面对未来。

行为治疗在患者治疗达到一定效果后，对于纠正其以往的思维模式和某些功能缺陷，帮助提高交往技巧也有一定的作用。

预后与预防

预后 精神分裂症的结局有三种：一是经过治疗后得到彻底缓解；二是经过治疗，症状部分得到控制，残留下部分症状，社会功能部分受损；三是病情恶化，令患者逐步走向衰退，最终成为精神残疾。根据国外学者的观察，以上三种结局各占患者总数的三分之一。

影响精神分裂症预后的因素，可能有以下方面：

（1）以急性形式起病患者的预后好于缓慢起病患者；
（2）病程短的预后好于病程长的患者；
（3）初次发病者预后好于反复发作者；
（4）情感症状，如抑郁、焦虑型等症状明显者预后好于情感平淡者；
（5）从亚型来看，偏执型、紧张型预后较好，单纯型预后最差；
（6）发病年龄越小，预后越差，因此老年期精神分裂症患者预后最好；
（7）在接受治疗方面，有良好的依从性者预后优于治疗不合作者；
（8）病前人格相对完好者预后好于病前人格有明显缺陷者；
（9）从家庭因素看，婚姻保持完好者预后好于家庭破裂和独身者；
（10）从社会因素方面看，有良好的工作记录者，保持良好的社会关系者的预后，好于没有固定工作和没有良好社会关系者。

预防 由于精神分裂症的病因还不清楚，对于精神分裂的预防主要集中在两个方面：一是保持自身的心理平衡，对个人形象、条件要有深入的认识，知道自己的能力范围，静则思动，动极求静；二是注意自身和家人的观察，俗语说“江山易改，本性难移”，如果我们发现自己或某个人，在短时期内发生了很大变化，就应当引起重视，做到早发现，早治疗。

对于已经患过精神分裂症的患者及其家属，应该保持警觉性。如果发生了不明白、不理解的现象，应即时向熟悉情况的医生求助。这对保护患者，保卫家庭有百益而无一害。

对于临床各科的医务工作者，特别是神经科的大夫，在就诊的过程中，发现严重失眠，而又不是主动就诊的患者，可以多一个心眼，往这方面考虑考虑，询问一下相关的问题。那么我们就对患者及其家属做了一件善事。

五、解开你的心结

作为心理医生，我是力主“你有心理问题，就应及早看医生”的。请你放心，专业的心理医生，是完全可以为你解开心结、治好病患的。心理疾病的治疗手段一般有心理疗法和药物治疗两种。有些常识性的东西你也应有所了解。

1.有病就要看医生

2.心病还须心药医

3.你要了解多一些

1.有病就要看医生

如果你读了本书，自我对照发现或怀疑自己有心理问题，那么我给你的建议是：回避不可取，自疗不可靠，最好去看看心理医生。心理医生运用心理疗法配合药物治疗，可以为你解决问题。

相信心理医生

心理疾病是一类复杂因素引致的疾病，与躯体疾病不同。因此，心理疾病的治疗也与躯体疾病有着明显的区别。

心理疾病有赖于心理和药物两方面的治疗。缺少任何一方，都将对治疗效果产生不利影响。

两者之间以心理咨询最为困难。因为医生必须面对绝无雷同的患者和绝无雷同的事件，这就需要医生在临床实践过程中，不断总结经验，增强素质，完善自我。同时，也必须从实际出发，培养个性特征，注重语言表达能力的训练，从各种心理治疗方式中汲取营养。这样才能充分发挥自己的主观能动性，为病者提供优质服务。

我要说明的是，心理治疗不同于做思想工作，它是一种建立在对患者心理动态认识基础上的客观评估和正确引导。心理治疗的作用不仅局限于治疗现有的病症，还在于从患者的病态心理中找到突破口，为服务对象提供适合其生存发展的人生观和世界观。

心理治疗难度大，对心理医生水平和能力最具挑战性。

相比之下，药物治疗要简单得多。但是，我要强调的是：药物治疗的主要问题并不仅仅在于药物的运用和所用药品的药效上，而更在于患者的治疗态度上——特别是患者的医疗服从性（简称“医从性”），这是决定治疗成效的关键因素。

心理疾病患者通常敏感多疑。他们会对药物的副作用看得很重，从而拒绝服药，或不按医嘱服药。

临床工作中，许多医生只注重用什么药和用多少药的问题，而忽视了患者医从性的问题，从而导致治疗效果不佳。

心理疾病患者疑心重，容易偏听偏信。他们对正确的、常态的事物难入耳，难理解，而对于负面的、不利的信息，又往往表现出过分关注。

再加上过去人们对心理疾病的认识不足，部分医务工作者对此方面的知识缺少正面理解，特别对心理精神药物缺乏运用经验，常导致药物治疗未能达到应有效果。长期以来的错误信息传播，以至于在人们的心中产生不正确的观念，如“心理疾病靠自己”、“心理疾病就是不要想那么多”、“心理疾病只要讲话、聊天就会好”、“心理疾病不用服药”、“精神心理药物有副作用”、“心理精神药物会上瘾”等等。这也给心理疾病的治疗带来不少困难。

由此导致心理疾病患者，应该进行正规治疗的，却没有了方向，以至于求助那些非法医疗，上当受骗者比比皆是。

有位抑郁症患者，患病5年，在走投无路的情况下，在朋友指引下来看心理咨询。经过一段时期的治疗，病情明显好转。就在这个时候，她的香港亲戚回乡，死活要其停药，认为是“毒品”，上了瘾就脱不了。后来她只好顺其意停了。两周后病人病情复发，自杀身亡。事后一家人闹得不可开交，互不相认。

其实，绝大多数心理疾病患者，按目前的科技水平，在治疗上并不困难。在我诊治过的心理疾病患者中，已经过上正常生活，并工作的是大多数，而治疗后结婚生育的人也相当普遍。所以说，心理疾病并不可怕，可怕的是人们的观念。

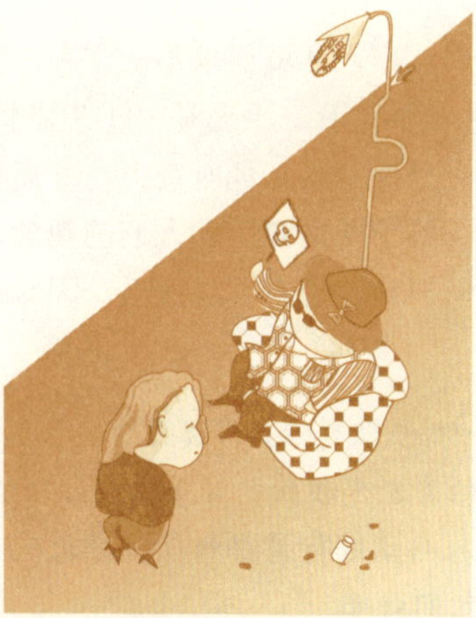

她的香港亲戚回乡，死活要其停药，认为是“毒品”……

心理治疗不可少

有些人认为，心理治疗就是与人聊聊天，谈谈话，甚至把心理治疗等同于做思想工作。这是一种误解。

心理治疗是一种运用心理学的原理，结合医学理论，通过语言、操作等形式，对有心理问题或心理疾病的人进行有目的的干预，从心理上给予帮助、劝告及指导的过程，从而使患者重新认识世界，正确定位自我，找到适合自己生存发展的目标和方向，缓和内心冲突，解除心灵苦痛的一种方法。

因此心理治疗，实际上是人与人精神上的交流，就是现实与虚幻的分辨这个过程。

目前，世界上心理治疗的种类名目繁多，据说单美国就有三百多种。许多人对此不能理解，如果要把每一种治疗都学完，一辈子也做不到。其实这与我们的写作方式、表达方式一样，有多少种思想就有多少种方式。

因而，我们对现有的各种心理治疗方法没有必要一概照搬，甚至"囫囵吞枣"。

现在比较为学界接受，或者为人们熟悉的有以下几种：

（1）精神分析疗法
（2）认知疗法
（3）森田疗法
（4）咨询者中心疗法
（5）行为疗法

这是一类面对面进行的心理治疗，环境要求不一定高，但在临床运用中，这类心理治疗仍然使心理医生感到十分困难和棘手。原因是：①患者情况各有不同，操作上难以重复；②医生需要全面了解病情，分析总结，耗时费力；③需要医生有较高的心理素质，丰富的经验和良好的表达能力；④鉴于国情政策和人们的观念，上述心理治疗的收费基本与治疗者的付出不匹配，医生又懒解释，患者不易接受。因此现在医生多不愿做了。反而心理咨询师做得还不错。

在此，我特别向大家推介一种可快可慢，可多可少，比较符合国情的心理治疗方法——心理疏导疗法。南京脑科医院的鲁龙光教授，就是这种心理治疗的发起者和倡导者。

它的运用方式是直接对病人病情进行简要解释、分析，并依此对患者作出辨别、诊断和治疗的过程。临床中较易为人们接受。

心理疏导的作用主要集中在对人的人生观、世界观的纠正，对疾病理念、症状的来龙去脉、症状与躯体的关系、治疗方式、药物的正副作用，给予正面的描述与阐释。

这种“开诚布公”的方法，能够让患者对自身的情况深入了解，对过去的问题进行反思，对错误的想法和意念进行即时纠正，对药物的功效和作用机理产生认识，对副作用做到心中有数，“知己知彼”。从而使患者对医生放心，对疾病在心，对治疗有决心，对前景充满信心。

15年来，我就是运用这一简单方法进行了10万人次以上的心理治疗，效果理想。我认为这种方法较适合我国现在的国情。

还有一类心理治疗对环境要求较高的心理治疗手段：

（1）催眠治疗法

（2）集体心理治疗

（3）生物反馈

（4）音乐治疗

前两类治疗不仅环境要求高，技术把握准，还要求治疗者有较高的人格魔力，能够成功开展的人一定是医生中的“高手”。后两种现在已有现成的仪器，投资购买后，有人指导就可以开展治疗了，不难。

需要指出的是，时下，人们对心理医生这个词已经很熟悉了。但社会上却有很多容易混淆的概念。如电台的心理咨询员、企业学校的心理辅导员、心理咨询的一些非医疗机构人员等，在人们的口头语中都称之为心理医生。这是不正确的。

所谓医生是以一般的职业有所不同的职业，他是运用医疗技术对患病的人群进行干预的职业行为。只有具有医生资格和心理咨询资格的人员才称得上心理医生。

而不具备医生资格的心理从业人员，理论上就应该称心理咨询员和心理咨询师。

如果一个人出现心理问题，通过自身努力，并在一段时间内无法解脱。我的看法是首先找心理咨询员。如果经过培训过的心理咨询员，认为所接待咨询者的情况，已经超出了自己的工作范围，属于心理疾病，那么就应该介绍看心理医生。

这种架构的搭配，会有助于我国心理咨询和心理治疗事业的发展。

2.心病还须心药医

要解开心结，我靠的是两手：一是心理疗法，一是药物疗法。对于心理疾病来说，药物治疗经常是必不可少的。用药得当，常可收到奇效。因此，我把药物看成是我的核武器。

我常用的药物

心理疾病多有一定的物质紊乱的基础，这已是不争的事实。因此，国际上一些大医药公司从上个世纪70年代开始，热衷于研究治疗心理疾病的药物。这类药物是通过改变大脑内的某些活性物质，达到改善或修正病态的行为、思维、情绪等精神障碍。

目前的心理精神药物品种繁多，作用各有偏重。为了方便大家了解我将它们大致分为四大类：

抗焦虑药 主要是用于消除或减轻紧张、焦虑、惊恐、稳定情绪和具有镇静催眠作用的药物。选择我在临床常用的几种列表如下：

通用名	代表药物	剂量(毫克)	常见副作用	作用强弱	评价
地西泮	安 定	5~10	①乏力、头昏、反应迟钝 ②孕妇一般禁用	++	临床已少用
阿普唑仑	佳静安定	0.2~20	同 上	+	①作用快，最常用 ②副反应少
艾司唑仑	舒乐安定	0.5~6	同 上	+	①作用快，最常用 ②副反应少
氯硝西泮	氯硝安定	1~6	①同上 ②共济失调、视力模糊、性欲下降	++	①作用强，肌松作用明显 ②重症者常用
三唑仑	海尔神	0.125~0.750	①同上 ②共济失调、视力模糊、性欲下降	+++	安眠作用强，镇定作用不如氯硝安定

通用名	代表药物	剂量(毫克)	常见副作用	作用强弱	评价
氟哌噻吨美利曲辛	黛力新	1~2片	短暂的不安与失眠	+	属混合药，安全，临床各科选用较多，心理专科相对较少用
奥沙西泮	优菲	15~30	①乏力、头昏、反应迟钝 ②孕妇一般禁用	++	①作用快,最常用 ②副反应少
丁螺环酮	奇比特	20~60	头晕、头痛、腹泻	+	抗焦虑作用尚可，镇定催眠作用弱

抗抑郁药 是一类对人的情感低落起提升作用的药物。它的作用是对神经受体运行的过程产生替代、抑制、吸收、释放等等，从而改善人的内心情感世界。选择我在临床常用的几种列表如下：

类 别	通用名	代表药物	剂量(毫克)	常见副作用	评价
单胺氧化酶抑制剂(MAOIs)	吗氯贝胺		300~600	主要是恶心	饮食禁忌太多，现已不常用
三环类抗抑郁药	阿米替林		50~250	①口干、便秘、排尿困难 ②大剂量对心脏有毒害	治早醒效果好
	氯丙咪嗪		50~250	同上，稍轻	治疗强迫症较好
选择性5-羟色胺再摄取抑制剂(SSRIs)	氟西汀	百优解	20~80	早期食欲、性欲下降	对老弱病多者疗效佳
	帕罗西汀	赛乐特	10~50	同 上	对社交恐惧症特效，减药方便
	舍曲林		50~150	同 上	同 上
	氟伏沙明		50~300	同 上	同 上
	西酞普兰	喜普妙	10~40	同 上	副作用少，力度稍弱，体质差，年长者多用
新型药物	曲唑酮		150~600	①困倦、头昏 ②饮酒加重	不影响性功能
	米氮平		15~50		
	万拉法新(文拉法新)	博乐欣 怡诺思	75~350 75~225	恶心、头昏	起效速度快，副作用稍多，年青人，症状重适合

类 别	通用名	代表药物	剂量(毫克)	常见副作用	评价
新型药物	度洛西汀	欣百达	10~60	恶心、头昏	双通道新药，起效速度快，价钱贵
	草酸艾司西酞普兰	来士普	10~40	早期食欲、性欲下降不明显	新药，作用机制独特，起效快，价钱贵

选择性5-羟色胺再摄取抑制剂（SSRIs）这类药，优点是副反应少，缺点是起效较慢，一般大药服用2～3周以上方能达到改善症状的目的，病情稳定后还应坚持服用一段时间，并不宜马上或突然停药。因此，治疗前医生和患者应该进行沟通后，才进行正式治疗。

抗精神药 是一类适用于整个精神心理疾病范围内的药物，主要用于治疗精神分裂症和其他精神病性精神障碍。这类药物，能够有效地控制精神病人的精神运动性兴奋、幻觉、妄想、敌对情绪、思维障碍和奇特感知觉等。在正常治疗剂量内，一般不影响意识和智能。现将几种常用的抗精神药列表介绍如下 ：

通用名	代表药物	剂量(毫克)	常见副作用	评价
氯丙嗪		300~600	嗜睡，肥胖，锥外系反应	抗幻觉妄想、镇定作用强
奋乃静		20~60	同 上	镇静作用比氯丙嗪弱
氟哌啶醇		10~40	锥体外系反应常见	镇静作用强，可用于小儿抽动症
五氟利多		20~60/w	锥体外系反应常见	隐蔽给药方便，多用于不配合治疗的患者
舒必利		400~1000	溢乳，月经异常	较平和，对神经性呕吐及躯体形式障碍作用明显
氯氮平		200~600	粒细胞减少，肥胖	镇静作用强，顽固性失眠也可用
奥氮平	再普乐 欧兰宁 悉敏	5~20	肥胖，其它副反应少	对急性、难治性、迁延性患者均有良好效果，价钱贵，但性价比高值得用
利培酮	维思通	1~6	与氟哌啶醇相似，但较轻	优于一般抗精神药
富马酸喹硫平	思瑞康 舒思	150~750	困倦、头晕	副作用较少，儿童可慎用

心境稳定剂 过去心境稳定剂也称抗狂躁药，主要用于治疗躁狂症。后来逐渐认识到它不仅是简单的抗狂躁，还具有调整情绪的作用，也可防止双相情感障碍的复发，因此改称心境稳定剂。现将几种常用的心境稳定剂列表介绍如下

类 别	通用名	代表药	副作用	剂量(毫克)	评价
锂盐	碳酸锂		烦渴、多尿、恶心	0.75~2.0	常用，作用好。但治疗剂量与中毒剂量接近，难把握，需要监测血锂浓度
抗癫痫药	卡马西平		视物模糊，口干，便秘	0.4~2.0	对锂盐治疗效果不佳或快速循环发作者效果好
	丙戊酸盐		恶心，震颤	0.4~1.2	同上
	拉莫三嗪	利必通	皮疹，头痛，疲倦	100~400	适用于双相，目前为抑郁发作，效果好
镇定药	奥氮平	再普乐	嗜睡，体重增加	10~15	适用于双相目前为躁狂发作，效果好
	富马酸喹硫平	思瑞康	困倦、头晕	100~300	适用于双相目前为躁狂发作，效果好

精神心理药物品种多，但大致作用相似，但一定要熟悉不同类别的其中几种常用药物的特点，并懂得根据患者的情况灵活运用就行，不必全部都用。有的患者久病成医，看多了医生，也喜欢对医生所用的药物进行研究，并以此对医生的水平点评。因此，作为一个合格的心理医师，一定要予以重视，才能应付自如。

药物的副作用问题

由于心理疾病的特殊性，其临床药物的运用也具有独特性。

对于药物治疗，许多患者及其家属听了就怕，总是向医生提出许多问题，表示自己的担忧。如：药物有没有副作用？有什么副作用？会不会伤肝、伤肾？等等。

心理医生最怕回答这类问题。

事实如此，什么药都会有副作用，精神心理药也不例外。它们有许许多多的副作用，比如：头昏、口干、视物不清、小便慢、性欲下降和过敏，甚至影响血液结构、内分泌状

态、肝肾功能等等。而这些副作用，根据药品生产管理规定，所有药品说明书都标示得清清楚楚，病人或其家属拿到药物一看就明白。

这样一来，患者或家属一看就害怕，一怕就不服。没有了合作的基础，就会给心理疾病的治疗造成很大的障碍和困难。

对此，有些医生对此常常束手无策，个别医生甚至将药物生产说明书撕掉，不让患者看，以此来求得治疗方案的实施，达到患者治愈疾病的目的。

我认为，在治疗心理疾病上，不可以不顾事实，或隐瞒事实。只有清晰明了地将运用的药物展示在患者及其家属面前，告诉他药物的优点及缺点，比较可能获得的好处和坏处，让其放心，那么这种治疗才会真正体验出药物治疗的威力。

作为心理医生，应该让患者及其家属明白：一个经过时间考验，从动物实验到人体实验，从小孩子到老年人，从普通人到孕妇、残疾人，从正常人到肝病、肾病、心脏病等研究透彻的药物，一定具有相当的安全性，而副作用仅是次要的。

任何事物都有两重性，有利必有弊，药物也是如此。凡是疗效好的药必定有一定的副作用，就看是弊多利少，还是利多弊少。

从科学角度严格来说，一个什么副作用都没有的药物，可能就是一个没有经过严格检验的药物，也许它还隐藏有很多不为人知的副作用呢，那才是真正是个问题。

在药物使用上，只要好处多，坏处少，就值得我们去尝试。

有些患者或家属问："不服药也能好，为什么还要服药呢？"

其实，心理疾病也是一类病，作为疾病本身，经过正规的药物治疗，多数情况下，好处肯定大于坏处，这是非常重要的一点。

打个比喻，如果从广州去北京，单靠自己走，靠人指引路线，提供方便，这么长的距离，走起来速度很慢，意志上肯定要受很大的考验，甚至半途而废，最终难以达到目的。如果我们花一点钱，买一张车票，乘上车，那么要到达目的地就快捷得多，而且安全系数还高。这车就是我们治疗的药物。

药物运用的诀窍

依我个人的体会，心理疾病治疗效果的好坏，常常与心理精神药物的运用是否得当有关。如何才能运用得当，关键在于四个要素：

药物运用的尺度　从患者过往的治疗过程中，判断药物运用的尺度。如果没有，可参照类似病例，也可以从低剂量起步。

服药的时间　心理精神药物的服药时间与内外各科不同。我的经验是以早餐后，中午餐后和晚睡前为宜。

维持和正确减药　心理疾病患者经过一段时期治疗后，症状会明显减轻并消失，但不能马上停药。就如一棵被风吹倒的树，扶正以后，还必须用木棍、竹竿支撑一段时期，让它生根，抓紧泥土。这样才不至于稍有风雨就再次倒塌。这一过程至少需要3～6个月。然后，才能将药物像下楼梯似的，一步一步减下去，直到完全停药。

保养和不定期复查　心理疾病时隐时现，治疗完成后，依然容易随环境变化、事件的变化而变化。这就需要患者加强自我保养意识。家中随时有完整的备用药物，一但发生急事，可先服药，再看医生。同时，自觉情绪、思维与正常情况有所不同，就应该按医嘱增加药量，并约见医生，复查病情，从而防患于未然。

在这里我提醒读者特别要注意：

由于患者个体因素差异很大，精神心理药物就如酒精对人体的作用一样，与人的体重、年龄，甚至体质有很大的关系，与肝脏内的分解酶关系密切。因此，在使用这类药物的过程中，应在医生，最好在专业医生的指导下为宜。

我在书中对一些心理治疗的常用药所作的介绍，只是想读者对心理疾病的药物治疗有个概念而已，我是不主张读者读了本书后，就自行购买、自行服用的，因为心理疾病的用药是要有专业知识作指导的，并且也很讲究经验。

3.你要了解多一些

这或者都是一些常识性的东西，也许你平时可能并不留意，因此不一定了解。但是，能够留意一下，了解多一些，对你会是很有好处的。

安眠药的是与非

提起“安眠药”，人人都有恐惧心理。认为那是一类副作用很大，会上瘾的药物，甚至与“毒品”划等号。

而几乎所有的科普书籍中对它的描述都少不了一条，就是不可多用。但什么程度才算多，并没有人详细说明，更没有具体的数据。

其实，这是一种误解。分析造成这种原因的问题，我认为是许多临床医生缺乏使用经验所致。

目前，我们临床中使用的“安眠药”，已不再是过去单纯的催眠药，正如上所列，它们大多数是一类抗焦虑药，同时具有一定的催眠作用。可以说是新一代“安眠药”，副作用已经大大减低，长期小剂量使用，并无太大问题。

它们之中有的作用时间很短，但疗效确切。只是这类药必须按上述“药物运用的诀窍”来处理，否则治疗剂量突然停药会出现症状反跳，出现恐惧，甚至诱发惊恐。

抑郁症用抗抑郁药，理所当然

抗抑郁药，特别是新型抗抑郁药，对抑郁症的作用已经十分明确。特别是选择性5—羟色胺再摄取抑制剂（SSRIs）的诞生，标志着抑郁症的治疗已经进入了一个新的时期。

但这类药有一个值得注意的问题，就是要有耐心。因为，服用此类药物，一般要2～3周方能真正起效。因此在治疗心理疾病的初期，加用少量抗焦虑药或者镇静药，对于改善急性期症状十分有必要。这一点多数能得到患者的认同。

“抗精神”药物有奇功

大家知道，抗精神药物是治疗精神分裂症和其他各种精神障碍的首选药物。因此，一般人就认为，它们只能治疗精神病。其实他们还有其他功能。

依本人体验，抗精神药物运用于一些难治型神经症方面，如顽固的强迫症，重型的焦虑症和抑郁症和一些古怪的症状反应，具有奇特效果。类似这方面的研究，国内外都有不少经验可供借鉴。

临床中，新型的抗精神药物“再普乐”，对患者的生活素质和社会理解能力有明显的提高和改善，使许多过去难以治愈的精神病患者看到了希望。

因此，过去没有医好，或认为医不好，或治疗后残留精神症状的人，家属不妨从新的角度再省视患者的病情。这个药的弊病就是价钱贵，每天少则二十七八元，多则要五六十元，一个疗程约需3个月，完整治疗大约也需五千至一万元。如果经济能力能承受的家庭，不妨试试。

中草药治疗心理疾病的利与弊

中医药有其独特性，临床治疗中对许多疾病有明显疗效。但在治疗心理精神疾病方面明显落后于现代医学。

但人们仍然愿意接受中草药治疗的主要原因，并非来源于治疗效果，而是“没有副作用”或“很少副作用”。

然而，作为科学，任何事物都应客观对待。中医药在相对低水平的治疗效果上，其副作用理应较低，合情合理，可以理解。

中医药在治疗心理疾病方面的确有很大的潜力可以挖掘。在我国针对临床有效中药，如抗焦虑药、抗抑郁药等药效学研究已经开始起步。

但我认为，就目前而言，中医药对心理疾病的治疗，依然还处在一个较低的水平。用现有的方剂对各种心理疾病进行治疗，疗效尚未确定。

寄望不远的将来，中医药学界能够在心理药物治疗，方面取得大力发展。

因此，提醒大家，目前对运用中医药，彻底治疗好心理疾病，还不能抱太高希望。

食疗不能取代心理治疗

有些人以为服了某种食品或保健食品就可以治疗自己的疾病，这也是不现实的想法。

目前，市面上治疗脑力下降、注意不集中、记忆减退，或者神经衰弱，甚至补脑剂等产品不胜枚举，真正的效果各有评说。

但我认为不论什么保健食品，都不能与正规的药物治疗相比较。特别是那些广告中说没有副作用，而又可以治疗某种疾病的产品，更是值得人们审慎选择。

而利用日常食物进行加工处理成各种汤、菜等的食疗方式，值得推崇。但也不能撇开必须的正规治疗，或者将食疗等同于系统心理和药物治疗。

身体锻炼不能代替心理治疗

有的人以为心理有病，只要不断加强锻炼就可以治愈疾病。这是不正确的认识。

有位老师患了心理疾病，失眠头晕。他按照书上的方法，每天早睡早起，坚持锻炼两小时。以为这样做，身体疲倦了，就自然会入睡。然而，这样的锻炼对他却没有任何帮助，反而令其失眠加剧，体力消耗，更加疲乏，工作能力下降更加明显。

身体锻炼有益健康，而对于那些患了严重失眠，心情抑郁，或烦躁不安的心理疾病患者来说，不单只没有好处，反而会令大脑更加缺乏休养，从而加重疾病的程度。

心理疾病主要是脑功能障碍，必须首先解决好睡眠问题，睡眠好了，治愈疾病才有保障。

六、听听我的忠告

据说算命先生以《易经》为本，但我却从中参悟出几点人生哲理：明白事物发展变化的基本规律，遇事就能处之泰然——这有利于你的心理健康。在这里，我对不同身份的朋友有些具体的忠告，亦和同行们作点交流。

1.没什么大不了的

几年前有个塑身产品打出了这句夸张的广告词，令我印象深刻。"没什么大不了的"——这是一句富有魔力的心理箴言。我希望读者能牢记于心，必要时翻将出来挂于嘴上，即见奇效。

阴极阳生，否极泰来

阴极阳生，否极泰来——这是几千年前我们的先人已经总结出来的事物发展变化的规律。这句话说来简单好懂，可是真正能深刻领悟个中真谛，并且任凭风吹雨打，依然能够坚守信念不动摇的人却并不多。因为这需要十分良好的心理素质。

有位大学毕业生找到一份广告设计的工作，他说那是个刚挂牌的分公司。待遇很差，还没住处。他每天工作10小时，为公司做了大量的工作，晚上还只能睡在公司里，心里极不平衡。

他来咨询的时候，已经在公司睡了4个多月，实在熬不下去了，来找我为他出点主意。我说你能忍4个月就证明了你的实力，现在你和老板打平了。再往后，老板就会占下风，欠你的情，你就赢了！

他不明白！

回去后，他左想右想还是想不通。正在他想开口要辞工的时候，老板忽然宣布调他到珠海做另一分公司的经理。

他兴高采烈地跑回来问我，为什么？

我说：你的本领和你的待遇不相称，老板心里最清楚。如果你提出走，他并没有亏。但他对你的信任就消失了，而你就算白熬了！如果你不走，就说明你不仅有技术，而且有良好的品质。当他快乐地"剥削"了你几个月之后，最怕的就是你跑了。因此，他一定会找一个适合你的位置安置你。

上面这个事例的主角算他运气，或者是他的造化，因为他并没有坚持到底的信念。但他虽对我的见解有疑惑，毕竟在犹豫中坚持了一段时间，终于等到转机。

事后，他认为我有非比寻常的先见之明。其实，只要你明白世事万物都是遵循着一定规律发展变化的，你就能做到心中有数了。黑暗最深处，就是孕育光明的地方；冬天到了，春天还会远吗？

记住我的忠告：

艰难时候沉住气，幸运女神等着你。

塞翁失马，焉知非福

塞外茫茫大草原中的一个老头子，家里惟一的一匹瘦马不见了，对他来说是倾家荡产的事了，连生活下去的惟一依靠都没有了，够不幸了吧？许多人早绝望得赶紧去上吊跳楼了，就像我们楼市股市下跌时那样。可是，世事就这么有趣！那匹丢失的马半年后却带了一大群马回到家来，那塞翁就这样因祸得了福。试想，那老头子如果也像某些人那样早早去上吊、跳楼了，能见到这等好事吗？

塞翁如是，你也应如是。不要怕失“马”，因为没有失马，你就没有机会改变已经惯性化的枯燥的生活。失“马”也许就是你的人生转折点，好好利用他，尝试新生活，那就是福气。失去了“瘦马”，也许会给你换来匹“千里马”呢！

几年前，有位女孩子，恋爱了5年的男朋友抛弃了她，另寻新欢。她深受打击，吃不下、睡不着，无法面对和接受这一现实，觉得这个世界没有什么可留恋的了，活着只有痛苦，于是选择了自杀。虽然没有遂意，却伤透了心，从此一厥不振，连工作也丢了。

她来咨询的时候，苦瓜似的表情，眼圈湿湿，却已经流不出泪了。她不停地哎声叹气，结结巴巴叙述完自己的情况，满以为我会十分同情她的遭遇，顺着安慰她那脆弱的感情。

我带着笑容拍掌，连声说好。她瞪大眼睛，惊异地看着我，责问：“我那么痛苦，你还幸灾乐祸？”

我反问：“是好事为什么不能笑？”

她愤怒地说：“花了5年时间培养感情，一下被别人骗了，还是好事？”

我说：“5年是长了点，但总比10年，20年甚至50年要好啊？”

“什么意思？”

“你想，这婚还没结，心就变了，他是靠不住的。他和你的关系、对你的感情，本来就是兔子的尾巴长不了的。"

"但是我爱他。"

"你爱他什么？他长得像明星？像总统？还是有权有势？"

她摇摇头："不是。"

"哪是什么？哦……你想嫁人嘛！这一街都是男人，随便抓一个不就行啦！为什么非要嫁给他呢？"

"他过去对我好。"

"他过去对你好，已经成故事了。好在你没有老缠着他，如果他暂时回心转意，你嫁给了他，还生了小孩，那更糟。到时候他在外包二奶，回家找岔折磨你，让你生不如死，那样的日子才叫恐怖呢。如果到了三十几、四十几才抛弃你，人老珠黄，下半辈子你怎么过？这才5年嘛！青春还在，再另找一个真正爱你的人去嫁，不比嫁那个没心没肺的强？你说我应不应该为你鼓掌？"

她苦笑着摇摇头。但我感觉到她的心结开始松动了。

过了三年，那个春节前，她抱着孩子，带着丈夫来谢我。她很好，从他丈夫爽朗的言谈中谁都能感觉到，她现在的生活比较美满。她暗自庆幸地告诉我："那个男的（前男友）换了好几个啦！"

不要遇到点风雨，就以为是世界末日，更别动不动就去寻死觅活的。其实，在这种时候如果你能放开心胸、放长眼光去看，不久就会见到事情转机。换一个角度看，坏事很多时其实就是好事！这就是辩证法。经验告诉我们，很多事情，当成为过去了再回头看时，你会发觉自己当时的执着真是愚蠢得可笑。

记住我的忠告：

坏事并非都坏事，坏事经常是好事。

有起有伏，是为人生

一次起伏就能导致一个人一生命运的改变。不能面对人生的起伏，就没有资格讲未来，过去的一切努力也必将化做泡影。

在心理咨询门诊就经常可以见到一些人，因为一点起伏就失去理智，思想钻进“牛角尖”里出不来，最终被自己的错误思维折磨得死去活来，实在不值。

有个女中学生从小生活在一个宽裕的家庭中，由于她天生丽质，人很聪明，学习成绩一向排名前茅，年年是三好学生，还当班长，深得老师的喜爱和同学们的羡慕。

直到高三上学期，真正的挫折来临了。一次摹拟考试时，由于几天没有睡好觉，忽然感到头昏眼花，心慌气促，全身出冷汗，当场晕倒在考场上。这一心理极限的反应，令她完全措手不及。

之后几天的应试几乎是勉强应付，成绩一落千丈。

在挫折面前，她本应总结经验教训，调整心态，注意休息，重新拟定学习目标，可是她却没能正确面对。她变了，整个人无精打采，老师的劝导、同学的安慰，不仅不能解开她的心结，在她眼里反而化成了一把把讽刺的利剑，扎得她喘不过气。

她将过去的奖状奖杯统统销毁，自此不再与人交往，默默地将眼泪吞下肚子。

家人的着急和关怀丝毫不能打动她的内心世界。她在寻求解脱的方式，“不成功便成仁”似乎是她惟一的选择。

来咨询之前，她曾经多次尝试以割脉、吃安眠药等方式自杀。

她不明白，人生本来就是这个样子的，有起有伏才是真正的人生。哪个人的一生没有起伏的？其实，有起伏变化，人生才更加精彩，生活才更有滋味，否则，从降生这个世上到有日老去辞世，几十年人生没有半点起伏变化，恍如一潭死水，不是太沉闷、太平淡乏味了吗？这样过一生，真是“枉来世上走一遭了”。

虽说起起伏伏是常有的事，但绝大多数人喜欢“起”，没有人喜欢“伏”。因此，中国人过年，最普遍使用的祝福语是“心想事成”、“万事胜意”、“马到成功”、“一帆风顺”，这是人们的一种良好祝愿与冀盼。可是任何人都不可避免地会在现实社会中经历一些波折，遭受一些打击的。成功了失败，失败了成功，不断循环。这起起伏伏，好好坏坏，又有谁能逃得过？

需要说明的是，每一位面临坏事的人，都有焦虑和沮丧的感受；但每一位成功人士，无不为他过去的失败而感到骄傲。这一点可以从每一位成功人士的自传中可以发现。毛泽东、周恩来、邓小平这些伟人，哪一位没有经历过沧桑的？

因此，无论暂时的挫折有多么严重，都要平衡好自己的心态。只有保持坚定信念的人，才有享受幸福和快乐的权利。

有起就有伏，有伏就有起。起到尽头便会伏，伏至谷底自会起。起意味着伏，伏预示着起。参透这点，我们才能遇事泰然，永远保持良好心态。

记住我的忠告：

起起伏伏平常事，人生世事皆如是。

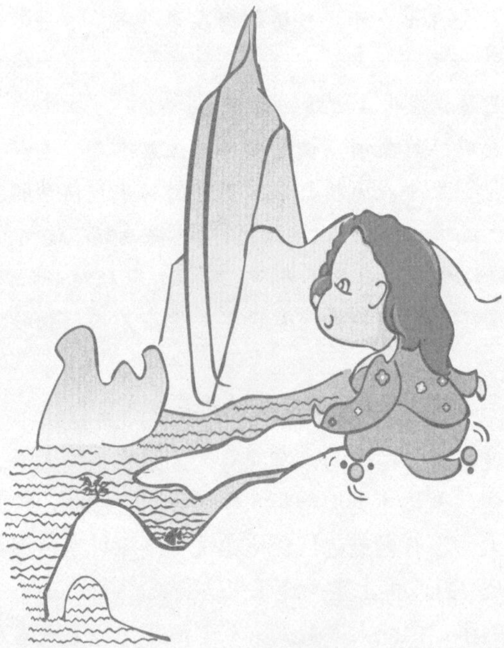

2.给朋友们的忠告

在这里，我想从一个心理医生的角度，给不同身份的朋友们一些忠告。这都是我心底里的东西，是一些实实在在的话，并非令人厌烦的说教，相信对大家是有帮助的。

学生朋友

学生就是“苦行僧”。做学生不容易，做好学生更不容易。你们一方面要面对身体发育带来的变化，另一方面还必须面对人生心理成长的高峰期，所面临的困扰不可低估。

这个时期，心理状态缺乏稳定性，多数人会以自我为中心，什么事都想按自己的意志去做，如不顺意，容易产生抵触情绪甚至冲动行为。如屡遭挫折，逃避现实又成了主流思想，空虚无聊又成了时尚用语。然而你一生的命运，与你为人处世的态度，甚至将来的荣、辱、功、败，皆与此时期密切相关。我多年的临床工作经验表明，患“心病”的人，多是同学中的两个极端，即“太好”与“太坏”、“太强”与“太弱”。因此，有几句话不得不和大家讲，同时也提醒一下各位老师注意。

对“温和一派”讲几句　这部分同学们比较喜欢独处，好冥思苦想，不善与人相处，怕与人争，人际关系较被动。你们遵纪守法，从不做坏事、捣蛋，而且学习上刻苦努力，因此，经常会受到师长的表扬和宠爱。但不要忘了，那未必都是好事。因为你长期缺乏与人交往，没有给自己向其他人学习的机会，因此会缺少人与人之间的交往经验，遇到事情应变能力就不如别人好，容易产生心理压力，而想不开，这是最常见的心理困扰。

学校毕竟是人与人擦肩接踵的地方，也是社会知识积累的处女地。因此，不应把书本当作学习的惟一工具。不要把正常的人际交往当作坏事情，更不要认为它会浪费你的时间。你应该在空余时间主动与其他人进行一些思想交流，习惯学习别人的长处，从言谈举止中汲取一些新知识、新观念和为人处世的经验，那会比你看书来得更快，更容易记住，同时为你节省很多时间。

如果你受了委屈，想不开，也要多和人讲讲，千万别埋在心里，当作隐私。因为那样，时间长了它就会在你的心里“发霉”，影响你的正常生活、学习和人际交往。

如果你给人的印象"太乖"、"太纯"、"太听话"，千万别太高兴，那只能说明你心理还不成熟，努把力，"向右"转一转，否则，将来你受伤害的风险就会比别人多。

如果你说"我不知怎么跟人交往"。那不是问题，不会讲话就多听听别人怎么说，多和人站在一起，千万不要逃避，这样你就有机会改变自己了。

如果你有"孤芳自赏"的感觉，那不好。因为那是逃避社会的表现，也是一种心理障碍。好的东西不应一个人独享，而是大家为你共享。

如果这样想，这样做，那么你的心理就会因此成熟起来，理解和适应社会的能力就会提高，才有助于你的知识、心理结构的全面发展。

需要注意的是，"温和一派"刚进入社会往往受人喜欢，但由于缺乏个性特征，多数人创造能力不足，社会中的角色容易被替代。因此，时时调整发展方向，把适应社会作为自己学习的最终目的才是明智之举。

对"强悍一派"讲几句 这拨同学给人的印象是太聪明了，什么东西总是逃不过他们的眼睛，他们才思敏捷，记忆力非凡，能说会道。因此，无论什么事，他们只要胡乱搞一下，就总能做到"榜上有名"。但我要忠告你们，千万别太得意忘形。因为你们也有不少弱点，甚至"死穴"。因此，你们也是"让人欢喜让人忧"的一类。

因为你太聪明，别人想什么你们总能猜个八九不离十，在你面前好似变成了"透明人"。因此，别人会怕你，难和你交心。我建议：你不要将自己已经心知肚明的东西，毫无保留地什么都在人前摊开来，让别人变成"精神裸体"，那会让人尴尬。留一点面子、留一点神秘，对谁都有好处，别人会感激你，矛盾往往就少了许多。

因为你太强大，你就会什么都不在乎，就会霸道。因此，你们应该注意自己的行为，不要太过嚣张，以为自己什么都能行，万一有一次失败，就会成为大家的"笑柄"，令你难堪，影响你的心态。

我建议：你要分一点心适当照顾他人的情绪，不要把所有的事做绝，让别人也有一点唱戏的空间。这样别人才会真正佩服你，为你讲好话。这对你，对人都有好处，心理上也才能持久平衡。

因为你精力过旺，所以总认为别人太懒，这无形之中会给周围的同学带来压力。关键时刻千万别用："你还没做完啊？"、"快点行不行啊？""你又不做啦？""这么笨的？"这样别人会烦你。因为每个人身体和精神状况不一样，素质自然不一样。

我建议：你要学会体谅人、关心人，而不是责怪人，要把握自己的特点，了解其他同学的需要，才能与大家融洽在一起，自己也少一点麻烦。

“强悍一派”由于性格硬朗，自恃聪明，头上太多“角”，在进入社会的初期，往往容易碰得焦头烂额，遭遇的挫折比别人多。有的人须要相当长的时期才能适应社会环境。但当你们一旦明白过来，往往就是一块好料，处理得好，机遇适当，就有可能塑造成“栋梁”。

对优秀生讲几句　这些同学拥有一个适合读书的聪明头脑，也有许多考试的心得和方法。但我要告诫你们：不要太骄傲，不要以为什么时候你都能比别人好；不要高高在上，就不想什么时候成绩会掉下来；也不要因成绩偶然掉下来就产生无助感。

不要以为自己的精力是永远“用之不完，取之不尽”的。

大脑的功能可以开发，但并不是某些人所说的那样，要将大脑功能，在你有生之年再开发个百分之几或十几。那是不科学，也是不现实的事，而且还充满了风险。大脑用过了头，到时坏了，就变成了“欲速则不达”——如患了心理病，不仅现在学不了东西，过去学的还浪费了，实在不化算，不值得一试。所以适可而止，量力而行很重要。

我建议：你在努力埋头学习科学知识的同时，千万不要忘了社会知识的学习，要学会两只脚走路。如果变成了“跛子”，出去以后，很难在社会中站稳脚跟，因为社会需要的是两只脚，而不是一只脚。

优秀生踏出校门还要注意，切忌心高气傲，千万不要将自己的成绩分数拿出校门当钱卖，否则你一定会大失所望，因为社会只看重你做事的能力。多做点事，少提点条件和建议是保全自己的法宝。做到这点，你今后的路就比较宽，受伤的机会就会减少。

对成绩不理想的同学讲几句　学习成绩不理想是件令人沮丧的事。但你不要自卑，不要自暴自弃，要仔细分析原因，提高效率，运用自己的智慧把“事倍功半”变成“事半功倍”，只要尽了力，你一定能行。下面是我的一点心得，仅供参考。

改变状况的三个手段：

一是改变学习方法。学习方法是最重要的一个环节，有的同学花了不少时间，读了不少书，可试卷反映的往往不是自己懂的东西。这说明你的学习方法有问题。检讨自己学习是否把握到重点，这是关键。重点错了，方向偏了，就肯定不会有好成绩。明白老师的提醒指点，多和同学交流学习方法，那会为你省下很多摸索的时间，这是学习最实用的“宝典”。

二是改进考试技艺。许多同学不注重考试技巧，只注重学什么东西。这就好比运动员只注重训练，不重视比赛一样。不能在考试的过程中，体现平时的功夫，事倍功半，会让人感到无奈，产生自卑情绪。检查自己在考试的过程中，做试卷的顺序对不对，时间分配是否合理，节奏把握好不好，结束时"收关"好不好，是提高效率的重要环节，就这是取得好成绩的"杀手锏"。

三是改善睡眠质量。睡眠不好，要想取得好成绩十分困难，这就好比拖着疲惫的身躯和人比赛一样。有许多看过心理咨询的同学在改善了这一点后，成绩就有了明显的提高。

当然成绩不好原因众多，因此我也希望你们在面对各种各样诱惑时，要保持一分清醒、一分理智，把该学的东西学好，不要过分贪图玩乐以至荒废光阴和学业，不然日后付出的代价就大了。我们总有一天要长大、要自立的，在学时掌握了基本的学识，走出校门后才有本领在竞争激烈的社会中，找到一块属于自己的天地。

在此，我想给广大学生朋友们的忠告是：

身心健康是本钱，综合素质最重要。

白领精英

当代的"白领"，是社会的精英，公司的栋梁。这部分朋友优秀的地方太多，但心态常不容易调理好。因为身当重任，工作太忙，压力太大，所以切记多注意一下个人心理卫生。

你们除了要面对激烈竞争外，还要不断补充知识，还要不断包装自己，控制体形，这要花不少钱。此外，个人品味也高，追求也多，喜欢到处逛，体验生活，感受时尚，吃好的穿好的，享受别人享受不起的，的确让人羡慕不已。但人要求太高了，难免会给自己的心理造成不小压力，身体和心理难免适应困难。

你们太优秀，别人难融入你们的生活圈子。圈子太小也有缺陷，那会引起互相攀比，激化矛盾，导致感情困扰。

由于你们太聪明，看得太多，想得太多，懂得就更多了，对感情生活的要求自然就高，因此求偶常常变得很难。记住：不要为什么爱情而奋斗，那只是文学作品中的修饰；不要为真爱而献身，因为有很多和你一样成功的异性心目中，已经在排斥你的聪明，所谓“一山不能藏二虎”即是；不要和你圈子里的人比爱人的长短，快乐幸福只要自己知道就行了。我们的户口簿上写得明明白白，把夫妻关系叫“配偶”。在你找昏了头还找不到爱人的时候，不妨降低标准试一试，找个“配偶”。日后你或者会感觉，这一选择也挺不错。

上面所说的意思很明了，要知道这个世界是公平的，往往是有所得就要有所失，好事很难一个人全占了。你在事业上比别人成功，收入比别人高，或者就应该在其他方面放低一点条件，在某个方面随便一点，这就平衡了。看看美神维纳斯，不也缺胳膊？神尚且无法保持完美，何况我们一介凡人？这样一想，心态自然就平衡一些了。

我要提醒那些已经结了婚的白领精英们，在你们拼命为生活、为地位奔波的时候，也不要忘了家庭生活。千万别把办公室当家，把家当旅店。不要等到“后院起火”才处理问题。能够把里里外外什么事都能摆平的人，才算真正的精英。

最后，我想给各位白领精英朋友的忠告是：

适可而止最适宜，要求太高未必好。

公务员朋友

公务员的位置给人的感觉是，有权、有面、有地位，着实令人羡慕。但现在做公务员也不如以前容易了。不仅要有能力，懂业务，能写会说；还要善于领会上级精神，办事快捷妥当。

当公务员的苦处自己知：

一年到头会太多，视察太多，考核太多，学习太多，应酬太多。工作上少不了挨批、受气，更难避免的是窝里斗。同时，也甩不了求情、受礼的困扰。而这一切，又不是一时能解决的问题。

人是血肉之躯，能力有限，不能不顾身体和心理的承受能力无限开发下去。现在我们的政府正忙着为学生“减负”，还没有考虑为我们的公务员“减负”。可是近些年来，在我们的心理咨询门诊，公务员来心理咨询的人数已在成倍增长。政府是时候应该引起重视了。

在此，我还是要忠告各位公务员朋友：

计较得失伤身体，看重名利烦恼多。

少一点无谓应酬，多一些回家煮饭。

做到以上几点，对你自己、对家人和对社会都有好处。

离退休干部

工作是一人生中最重要的事情，也是大多数人的精神寄托。对许多人来说，只要有工作干，有事情做，就什么都满足了。最好是一直做下去，不用离退休。但人到一定岁数，是一定要退下来的。因此，我想对那些即将或者已经离退休的老干部说几句话。

在中国，你“够钟”了，相关部门只会给你一个通知，叫你退下来。没有人会告诉你，离退休后这生活会是什么样，没有人会警告你应该注意点什么事。

忙碌了大半生，一步一步走上来，再忽然从巅峰坠落，那感觉谁也会不习惯、不舒服。有许多一生健康的人，往往在离退休后不久身体就出了问题。我认为，那纯粹是心理障碍惹的祸。因此，对你来说，应该做好思想准备。以下这个“离退三步曲”，对你也许是有用的。

第一步，逐步淡出，该放就放。

从离退休前的两年就应开始着手，考虑生活方式改变带来的影响，工作上采取逐步淡出的方法。先从不那么重要的工作着手，让年轻人去干，等他们适应了，再将重要的工作逐步交出。那么当你正式退出的时候，心理落差就会小许多，矛盾也就少了。

千万记住，不要舍不得，不要以为这世界少了你地球就不转了。长江后浪推前浪，年轻人会干得比你还出色的，正如你胜过上一辈一样。一定要认识到：该放就放。主动交权，让继任者顺利接班，这对国家、对集体及对你个人都有好处。给人留个好印象，日后有事好相见。予人方便，就是予自己方便。

第二步，寻找新生，适应变化。

你既然退了，原来那个位置就再也不属于你的了，别人不再是非买你的账不可了。千万不要以为自己“余威”尚在，新上来的人或原来的属下会给你面子，还可以在那里懒着拖着不走。更不要“退而不休”，老呆在原来工作过的地方，对过去的手下指指点点，这不好。那样到头来只会自讨没趣的。

我主张，既然退了，就应一退到底。退出来，从另一方面寻找新生活。你可以放下架子和你的老同学、老同事打成一片，主动融入在位时变得疏离的旧圈子；你也可以另辟蹊径，从事一些过去想做，而又没有时间做的事情，或者寻找一些悠闲写意、修心养性的新爱好。一周给自己布置几种活动，把时间安排好，不要有太多空余。这样新生活会充实很多，浮想联翩的机会也少许多，你就不会觉得那么烦恼了。

第三步，放弃旧我，塑造新我。

有些人习惯了当主角，喜欢大家围着自己转，听惯了别人的恭维奉承，慢慢就迷失了自我：以为自己真的那么英明，别人对自己真的那么景仰。你已经退休了，就一定得清醒过来：当初人们对你的恭敬顺从，十有八九是因为你的位子，而不是因为你真的如何英明了得。你退下来了，你对他们已经不重要了。所以，你的话由“重要指示”变得无足轻重是正常的，你的出现由“迎来送往”变成无人理睬也是正常的。

没有了原来的位置，就没有了过去的待遇。“人走茶凉”是很正常的事，你要想得开、看得开。你要明白，你不再是“领导”而是个“退休老人”了，千万不要再摆昔日的威风，否则只会让自己丢尽脸面，成为笑柄的。你必须接受现实，放弃旧我，给自己重新定位，尽快进入自己的新角色。

不要过分留恋过去。即使在家也不要讲太多你的经历，特别是你的苦，你的累，你曾经有过的辉煌。就算憋得慌，很想讲，要讲就和孙子讲，他们也许还能当作“天方夜谭”听听。对子女而言，他们会觉得是一种精神折磨。

老人不求什么，就求一家团聚。可时下的年轻人为了生活，拼得厉害。他们除了工作，还要花大量的时间和金钱去应酬，因此你也要多体谅，不要用自己的老经验、旧眼光去看待时下的人和事，总觉得这不该、那不对。不必为他们操心，要相信他们已经长大了，是有本事，懂分寸，能够处理好自己的事情的。

你也不要成为家务的奴隶。带孩子、煮饭、搞卫生那类事，有你们最好，没你们，儿女们也照样能活。看看周围有多少双职工家庭，他们没有老人操持家务，不也生活得很好？

你也要注意，尽量不要为子女添麻烦。不要将他们在外面的各种活动方式、活动地点、收入来源及数量轻易告诉别人，或者在人前炫耀，甚至比东家，攀西家。记住在他们为了生活受了伤的时候，多一点关心与爱护，少一点责怪和埋怨。

人老了就会产生“怕死”的感觉。但我要告诉你，你的生命由不得自己主宰，有生就有死，这是自然规律，古往今来无一例外。因此，生老病死是非常自然的事，而且生命也并不是因你怕，或频繁到医院检查就可以延期的东西。过分担忧自己的健康，反而会致病。想开点，看开点，顺其自然吧！

最后，我要给离退休干部的忠告是：

心态乐观人豁达，健康长寿自然来。

我想，只要你这样做了，心理就会平衡，患心理疾病的机会就会减少，身体会变得更健康，人也会越活越年轻。

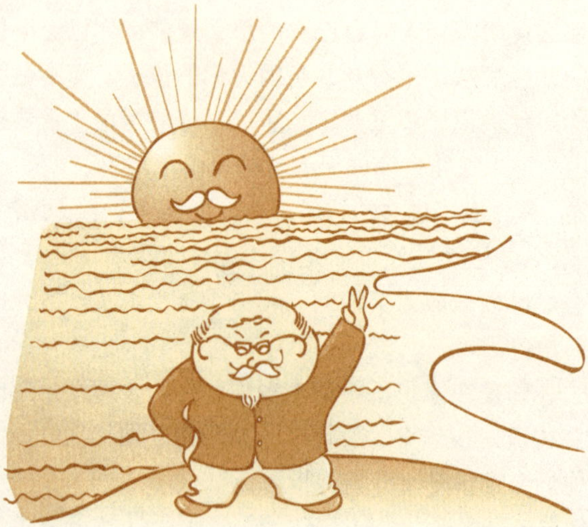

3.路是人走出来的

我从开办心理咨询门诊走到今天已整整15年了，从一开始门庭冷落到今天应接不暇，并非一帆风顺，其间遇到了多少风雨，受到多少挫折！因此，难免有点粗浅的体会与感悟。我相信，这对同行是有启迪作用和借鉴价值的。

充实自己，打好基础

作为一名心理医生应该具备坚实的医学基础，扎实的心理学知识，丰富的社会知识和理解能力，还应该有把各种知识完整结合起来，并通过语言准确表达出来的能力。然而，这并非每位医生一开始就能一一把握，它还需要通过医生在临床实践工作中不断总结经验，寻找符合自身情况的方式方法，才能得以逐步完善。

临床工作中的简易方法常常能够令心理咨询变得简单明了。

把握语言的艺术 语言的运用在心理咨询工作中显得尤其重要。心理医生在未了解事实真相的情况下，对咨询者决不轻言妄语。心理医生自信的表现，在于对咨询者的问题进行准确的分析、判断，而并非指责或者主观臆断。咨询过程中，通过倾听、询问，一切为咨询者着想，把握问题的关键，站在中立的角度，避免强迫、肯定的语气。运用语言的技巧，提供两个以上方案让咨询者选择。让咨询者从中找到自身在事件中的位置，正常扮演生活中的角色，使之回到社会中来。

用自身经历和日常现象做解释 医学心理学理论抽象单调，难为人理解，而咨询者所述大多是日常生活工作学习中的事物。如何将理论知识与具体事件有机结合起来，向咨询者进行有效的疏导解释是一项艰难的工作。作为心理医生应该尽力想方设法，将掌握的理论知识与现实生活中经历、经验相结合，创造性地把抽象枯燥的医学理论转变成生动明了的生活常识，向咨询者解释。这样会使人有一种亲切感，容易为人接受。

时时把握信息反馈 首先对准备实施的治疗方法和方案应该主动向病人解释，患者取到的药物必须由专业医护人员过目，交待服用方法，对可能发生的副作用应给予提示。让患者增强信心，放心治疗。其次，设立心理咨询专用电话，为特殊情况下和发生药物反应的咨询者提供应急解释，时时把握咨询者的病情变化，是患者坚定治疗信心，减少"脱失"的一种技巧。

打破成规，勇于探索

如何想方设法让社会大众了解和认识心理疾病的实质，才是心理咨询的首要任务。这需要我们开动脑筋，发挥自身的主观能动性，创造性开辟市场。它是心理咨询事业发展壮大的"源泉"。

在中国开设心理门诊首先要考虑的就是客源问题。有人按国外的标准在国内设立心理咨询门诊，但不久就"关门大吉"了。原因何在？我认为主要是不符合我们的国情。

目前，人们对心理咨询的认识并不十分清楚，相当一部份人仍然抱着怀疑的心态来看待。这不但与我国几千年文化背景有关，还与心理咨询业的现状有关。现实遇到的问题是，心理疾病患者在主诉的描述上与引进的心理学理论上存在差异，牛头不对马嘴，导致心理治疗变成"鸡对鸭讲"，难见疗效。这样的观念不仅普遍见于普通百姓中，即使是有一定资历的医务人员也不少见。

因此心理咨询者必须以普及心理卫生和心理疾病知识作为已任，以更快的速度传播相关知识，求得大众的认识和对心理治疗的认同。我们的主要思路表现在以下三个方面：

给患者一个信息　每一个患者都是一个良好的事例，在与之接触及咨询治疗的过程中，全力搞好医患关系。在其病情逐步好转，并康复期间，尽量向其宣传普及心理卫生知识，让其在生活中注意并发现身边"遗留"的心理疾病患者，现身说法，主动充当宣传员的角色，做到一传十，十传百。这是开展心理咨询，获取病源的一把"锁匙"。

给医务界同行一个信息　由于既往医学模式的思维限制，大多数医务工作者对心理咨询工作还缺少认识。据世界卫生组织的调查显示：国外医生对心理疾病的识别率大约只有19%～27%。国内上海调查大约为5%～13%。医务工作者对心理疾病的识别率低下的问题，使绝大多数患者没有得到即时有效的诊治，长期滞留在临床各科中，给患者和国家造成巨大的经济负担。因此，作为心理咨询工作者本身有义务、有必要主动站出来，通过各种形式，如授课、讲座等，向医务界同行们进行阐述，让大家对心理疾病有一个更清楚的认识，尽量避免误诊误治，同时介绍患者前来咨询。这是个既快捷又省时省力的一剂"良方"。

给媒介一个信息 媒介是信息量最大的特殊途径。把握媒介的优势，正确引导大众对心理现象、心理疾病产生认识，是我们心理咨询工作者的任务。主动撰写科普文章，主动与电台电视台取得联系，选择一些大众关心、喜欢，甚至有争议的题材，做足准备工夫，以一种自然的、和谐的态度进行宣传教育。去年我们全科人都做了博客，利用网络的力量，大家努力撰写文章，与外界的交流更加频繁，也多了向同行学习的机会。这样既可以获取大量的病员，同时又能够提高自身的知名度，对心理咨询发展有着积极的意义。这是基层心理咨询发展的一枝“魔杖”。

通过15年来从不间断的普及宣传，我们开办心理咨询门诊的日门诊量从每天几人，已经达到了每天平均150人以上，而且还出现特诊、预约的现象，同时甘医生的名声也在社会上广为人知。

展望未来，前途光明

医学心理咨询是一门介乎医学和心理学之间的交叉科学。她不仅要面对咨询者，还必须面对全社会。如何开展心理咨询工作？如何改善咨询环境？如何开展心理卫生普及？如何吸引患者来咨询？如何创造社会效益和经济效益？是我们每一个心理咨询专业人士不可回避的问题。

经历了15年的心理临床工作，我们初步摸索出了一套比较适合国情的发展路径。从门诊的接诊到分诊；从预约到咨询；从服务质量到风险控制等，已经逐步形成了高效率的系统，为咨询者提供了更有信心的治疗环境。

同时，还努力开创新项目，近4年来，我们的“精英减压班”、“亲子班”、“催眠治疗”已经顺利走向社会，并取得了良好的声誉，更增强了患者治疗的决心和勇气。也为许多有志于心理专业的年青人提供了舞台，相信他们会更加积极投入到这一事业中来。

我们相信心理咨询事业前景广阔，但目前的状况还远未如人意，我们还有很长的路要走。只有我们心理咨询工作者齐心协力，开动脑筋，总结经验，才有可能探索出一套系统的适合中国国情的心理咨询发展模式，全方位打开心理咨询工作的局面。那才是我的梦想和期望。基于此，责之所重，义之所驱，本人不揣粗浅，纠胆撰写此书，目的就是抛砖引玉。

这本小书，尚能有益于社会大众身心健康于万一，有益于我国心理咨询事业于万一，吾心足矣！

七、左右我一生的轨迹

人生是短暂的，我们经历的许多事件足以影响一生的幸福和快乐，生活与事业。怎样锤炼自己，为自己创造机会，是大家关心的问题。拿别人做事例不真实，我只好用自己一生的轨迹作为参照物，为大家解析人生的一些关键点，希望对大家有所帮助。

1.胆子是这样炼出来的

混沌开"胆"窍

说实话，我最怕别人问："甘医生,您是哪里人？"我通常这样回答："我也不知怎么答啊！"

我的经历很乱，但算不上复杂。

籍贯：广西;

出生地：重庆;

成长地：云南（20年）;

工作地：广东（21年）。

我的父母都是地质教育工作者。在我很小的时候，他们经常要更换工作地点，所以我的整个幼年生活就如同白蚁一样，这儿吃完，搬那儿吃，使我的身心受到了别人少有的磨练。

我曾在云贵川庞大的山脉中打球，场地是坑坑洼洼的泥地，球是分不清颜色的胶球，我们赤脚上阵，一边喊一边踢，别有一番情趣。如果球一不小心滚下山去，我就得背着干粮下山去寻找。那情景是生活在平原上的人无论如何也想象不到的。

我们经常坐长途大货车的车厢里。当货车在盘山公路上吃力地行驶时，我们坐在灰尘滚滚的车厢里吃着凉面，吃的是面还是尘土已经分不清了。我还会站在颠簸的车厢尾向着后面的车惊声尖叫，以示心情爽快。那种感觉使我的早年生活充满了野性，"怕"也是在这种不知不觉的生活中淡薄开去。

少年时期，一次，我们家的柴房里突然聚集了很多老鼠。一到晚上，它们便在柴房里开"运动会"、"大吃会"，大人们束手无策。后来柴房里还增添老鼠崽子。大人们都很怕，只有拿着棍子一边大叫一边去打，去赶。可是不久，老鼠们又重新聚集。

我带上父亲的工作帆布手套，说："让我来！"父亲用怀疑的眼光看着我。其实我的心里也很怕，但"君子一言，驷马难追"，虽然怕，但也得撑起面子，鼓起勇气。我不管三七二十一，把手伸进鼠穴里，摸到了一堆暖洋洋的东西，随手就抓出了一只鸭蛋般大小的老鼠。等到看着这只丑陋无比的老鼠在自己的手心里"吱吱"乱叫，我的心发软了，手发抖了，有些毛骨悚然。然而恐惧的念头只在一瞬间就被强烈的挑战精神取代了。我睁大眼睛看了一下，然后将抓到的老鼠狠狠地往地上一摔。

那种感觉回想起来都有些后怕。可是此后，我却获得了邻居们的赞扬，并教育自家的孩子以我为榜样，要像我一样勇敢、大胆。

抓鼠的经历使我认识到战胜恐惧就代表勇敢，勇敢换来成功。

混沌之中，见多识广，我就是这样放开了胆子。俗话说 “行万里路胜读万卷书”，就是这个意思。

现在生活好了，人们做事却开始谨慎起来，大人们总是这也怕，那也怕。结果，孩子们就都成了温室的花朵。孩子们没什么经历，自然“胆子”就小，做起事来“前怕狼，后怕虎”，心理素质当然欠佳。

地震带来的精神财富

我7岁那年，父母全单位从昆明搬到了一个远离大城市的小县城一华宁。

搬家那天，一行十几辆车，轰轰隆隆开到了目的地。下了车我发现山顶上有一个叫做“慈光寺”的寺院。

寺院入门口的四大金刚已经被红卫兵打得东倒西歪，面目全非。但其呲牙咧嘴，断臂缺腿的样，看起来让人有一种阴森森的感觉。

往里走是二殿，中间有个大堂，大堂的中央有两块青石板。每块石长板长约两米，半米宽，两头各有一个鸡蛋大小的孔隙，从孔隙往下看，深不见底。有人猜测“那下面可能有饿鬼，会吃人的。”还有人危言耸听“我曾经听见过凄惨的哭声。”害得我们走过的时候，连看都不敢看那两块石板。为了消除大家的疑虑，一群大人合力将其中的一块掀开，只见下面是一个漆黑，深不见底的洞，里面空无一物，更加没有什么饿鬼了。

大人说红卫兵铲除封建迷信的时候，这个庙里的和尚就是从这里逃跑掉的。就是说，那只是一条通道而已，我自此也就不再害怕了。

穿过二殿，往右拐，是一排和尚住的厢房，有4个家庭被分配到这里住。大家用木板将一间大房隔开四格，每家一格。我们就这样在这个寺庙里住了下来。

住下来的第3天晚上，半夜里，大家都在睡梦中，忽然被惊叫声惊醒“快跑！快跑！”我完全不知道发生了什么事。因为那时，每天都在搞宣传，搞演习，钻地道，还以为美国军队打进来了。我迷迷糊糊穿好衣服，站起来想往外走。猛然全身一震，跌倒在地。这时我仿佛听见如几千辆坦克开动发出的轰鸣声，顿时地动山摇，楼板在“咯咯”作响，房屋摇晃，隐隐约约听见有人在叫救命，有人喊打老虎，也有人喊团结起来，保卫祖国！几十号人乱作一团。

只听“轰”地一声巨响，像是右边那面墙倒了。一家人像翻了车的马铃薯，轱辘轱辘滚到了墙角，堆叠在一起，尘土呛满了我的口鼻，令人窒息。

几分钟后，突然又死一般的沉寂，什么声音都消失了。我抬起头往上看，竟然看到了星星。我的意识是清醒的，我知道我们的房顶已经没有了。借着星光我看到，一个人，一个人，一家人，一家人，从废墟中挣扎着爬了出来，个个灰尘满身不辨原形，眼睛里充满着惊恐。

一听有人吆喝：“这里!这里!那里！那里！”。发现有人被困，就有人风也似地飞跑过去帮忙，妇女看守着受了伤的人，气氛异常紧张。相当长一段时间，大人们非常忙碌。

虽说是南方，1月的华宁，夜晚已经很冷。几个小朋友由上了年纪的老人看守着，挤在一棵大树下互相取暖。就快天亮的时候，忽然狂风大作，乌云翻腾，雷电交加，下起了冰雹、大雨。因为打雷，我们必须离开大树，否则就可能被闪电击中。

遥望四周没有一处可以躲雨，我们就这样站着，把小手放在头顶上，配合着打颤的牙齿，任大自然疯狂蹂躏，没有人哭泣。那情景是凄凉的、恐惧的，令人终生难忘。

天刚破晓，老人们马上到废墟中找寻衣物及食物。在寒风中站了两个多小时的我，双腿几乎不能动弹。外婆一手抱着妹妹，一手搓揉我冰凉僵硬的身体，大半个小时才缓过气来，然后用半潮湿的棉被裹着身子取暖。

天亮后，我才发现周围除了老人，就全是小孩子。外婆告诉我这是地震，大人们天没亮已经上城里去救灾了。

我后来才知道，我们经历的那次地震就是云南通海大地震，造成几万人死伤。

地震使大地裂开了一道道口子，喷出了一堆堆细细的沙子，使儿时的我们有了玩的乐趣；山坡上一个个坟墓坍塌下来，露出一堆堆白骨，成了我们追逐打闹的玩具；地震使寺庙变成了废墟，我们只有住窝棚，点煤油灯，挖地灶煮饭吃……

我们与蚁、虫、山蚊为伴，足足过了4个月“野人”般的蛮荒生活。白天，我们在山上捡蘑菇、拾柴火，在密林中打闹玩耍。夜晚，如馒头般大小、绿荧荧的“鬼火”在荒草坟堆之间随风飘荡，你走它走，你停他停。有个小伙伴还被这颗逸神秘的“灵火”吓得当场尿裤子。可是我们还得打“持久战”住下去，时间长了就惯了。看到大一些的哥哥们把骷髅挂在树上专制胆小鬼，我也开始学着壮胆。后来，什么“灵火”、“鬼火”我都敢赤手空拳用手去抓。

那次地震给我的身体留下的“纪念品”是上唇内一道2厘米长的疤痕。

地震后没几天我就到山后的一所农村小学上一年级。那学校距离我们住的地方很远，需要翻过两座山，穿过一片繁茂的森林，爬过一条深沟，穿过一片坟地，才能到达。

教室实际上就是村子里的一个旧祠堂，门坎足有屁股那样高，需要骑着翻过去。

第3次上课，突然发生了余震，教室里的灯剧烈摆动，梁柱吱呀怪响，同学们又惊又慌，一窝蜂往后跑。

我跑在前面，当我抬起脚，想跨过门坎的时候，后面的人一推，我的脚拌在门内，身体却往前冲，整个人头向下，摔下去，上唇刚好磕在一块突起的砖角，鲜血直流。后来，缝了几针，嘴肿得像猪八戒似的。以后我再也不敢跟着人瞎跑了。

我们小小年纪，亲身经历了那次著名的通海大地震，这可是千载难逢的机遇。虽说吃了不少的苦，受了不少的难，至今往事沥沥在目，仍然记忆犹新。正是这些经历，使我幼小的心灵受到了充分的锻炼和考验，对我之后的心理成长起到了至关重要的作用。

2008年的5·12汶川大地震，也给许多人上了一课。但是我觉得不必过分担心孩子们的成长。我相信他们也同样能在那次灾难中吸取精华，为自身成长铺路筑石。他们会比同龄人更加懂得珍惜，懂得珍爱，会更加在乎友谊，在乎团结。将来一样会人才辈出。

经验是保护自身的法宝

1983年，有一场国际足球友谊赛在昆明举行。那天，天清气爽，看球的人很多，整个体育场座无虚席，几万球迷兴致高昂，欢呼声一浪高过一浪，都很兴奋。

昆明的天气就像女孩子的脸，说变就变。临到比赛结束时，天色忽然变暗，乌云飘了过来，人们开始不安，有人站起了身，随时准备离开现场。

不一会儿，黄豆一般大小，冰凉的雨点撒了下来。人们的情绪烦躁了，开始向着出口跑动。我走了几步，一看人太多，门太小，索性把外衣脱了下来，顶在头上。有同学说：“你傻了！怎么还不走？”

我叫他等一等，说：“雨水淋湿了，回去晒干就行，不要和他们争。”

这一想法就是我幼年时期那次地震遭遇得出的经验。

十分钟后，果然出事了。我听见警笛声，但却不知发生了什么事。等我慢慢地走向门口的时候，发现情况不妙。那个出口就像一个喇叭，上千人堵在了门口，后面的人还一个劲往前涌，而人流根本就一动不动。

我们爬上最上层的座位，往球场外一看，顿时傻了眼，警察一边吹哨子，一边大声喊："不要慌！不要挤！慢慢走！"但里面的人又怎么听得见，就算是听见了，又怎么动得了。

地上坐满了挤伤、踩伤的人，还有用担架床抬着手脚瘫软的人，有医务人员正在为伤者做人工呼吸，也有被抬到一边，蒙上报纸，可能已经救不活了的人。

里面的人还不知情，仍然一个劲儿地往外挤。那情形多么可怕。我和同学们冲到人堆前，大声叫："不要挤了，外面踩死人了！"即使如此，人们还是不相信，直到30分钟后，大雨减弱了，人们才慢慢地恢复了平静。

等我们走出比赛场地的时候，看到一片狼籍，数不清的鞋子、手袋、衣服撒了一地。外面的草地上足足躺着几百人，还有数不清的人正在抱头痛哭。死伤人数难以估算。

可见我儿童时期的那一次经验有多么重要，它救了我一命。

这一令人震惊的事物给人诸多启迪，一场阵雨激发了一大群人产生恐慌；一个普通的心理问题竟然造成了一大批人伤亡。其间也包含着人与自然、心理与健康、心理与生命的关系。

这件事还使我领略到心理素质的重要性。在同一件事件中，惊惶失措与沉着冷静可能产生截然不同的结果。

记着:人多的时候不要慌。

从小注重经验的总结，培养自身的生存理念，才是保护自身的法宝。

"怕"是因为你不了解它

怕是一种本能，因为怕，人才能回避风险，保全自身。但如果怕过了头，影响到正常的生活、学习或工作，那就要摆正一下心态了。怕是因环境而生，也是因环境而灭的。专家说："怕是人性的弱点，怕是保护自身的本能。"而我的理解是："怕"是缺乏认识的反映。只要我们不断地接触怕的事物，认清事物的本质，调整心态，放松情绪。怕是完全可以克服的。

举几个事例：

狗是人们又爱又怕的动物，它站在你这边你就爱它，它不站在你这一边你就怕它。它会狂吠、咬人，还和狂犬病、死亡联系在一起。因此我们怕狗也是很正常的事。

小时候，我们上学必须要路过一条村子。那个村子里的狗很多，一有外人来就疯叫，有两只大一点的还会乘人不注意，从隐蔽的地方冲出来咬人。曾经有人中了招，再不敢从那里走过。

但如果我们不走那条路，就得绕一个大圈子，要多走二三公里路才能到学校。我们一帮小孩子手拉手互相鼓励，战战兢兢走近村子，狗就开始叫了。一只、两只……一会儿冒了一大群出来，并各自占据有利地形，向我们逼过来，那阵式确实有点吓人。快到跟前的时候，有人开始发抖了，说“怕！怕！怕！”，大家顿时心虚了。

这群恶狗可不管那么多，在我们周围10米开外的地方跳跃叫嚣。我在人群后面，前面有几个大一点的，中间还有几个更年幼的。有人忍不住想跑开，“领队”就说：“不要跑，一跑就会被咬。”

接着哥哥们叫大家听指挥，一声：“蹲下！”大家呼地“蹲下”。一声：“冲啊！”大家像精灵一样向着狗冲了过去，又叫又吼，比狗叫还厉害，跟着一阵“乱石阵”打得狗儿们嗷嗷叫，最后夹着尾巴跑得无影无踪。

可见“狗仗人势”一点不错，没有人撑腰，狗哪儿是人的对手啊！

认识到这一点，我就壮起胆来，怕就少了许多。所以怕也是一个认识的问题，对什么事都一样，“知己知彼”也就不怕了。

许多人都怕蛇，但我不怕。

一个金秋后，稻田里的谷子已经收割完毕，田里的水已经放干了，但泥还是稀的，我和几个小伙伴一起下田捉泥鳅、黄鳝。

捉泥鳅、黄鳝，首先在田埂的一侧寻找到一个光滑的小洞（也称前洞后洞），用右手的食指插入其中的一个，再用一只脚踩住另外那个，右手有节奏地使劲用力往里面捅，那黄鳝、泥鳅受不了就会钻出来，这样就抓到了。

有一次，我发现了一个比较大的洞。我用同样的方法，它就是不出来。我干脆把手深深地伸进洞里。突然，我感到手指有一些痛，本能地往外一拖，拖出来了一条东西，足有半米长。

周围有人看清楚了大叫：“蛇！蛇！蛇！”

那蛇咬住我的食指不放。可我一点不怕。我知道那是条水蛇，没毒，便说：“是蛇也好啊！一样可以吃嘛！”

如果有人怕蛇，其实那种“怕”的动机并非来源于自身体验，而是来自蛇本身的形象和他人“传达”的夸张信息。其实，你怕蛇，蛇更怕你。只要我们正确认识和处理它，蛇并不可怕。

有人问我：“那你是不是什么都不怕？”我回答：“不是！”

我就怕毛毛虫。这归咎于少年时的一次痛苦的经历。

小时候我们玩“抓特务”的游戏。一伙人玩得很起劲，把上衣都脱了。

我藏到一棵大青刚树后，背往树杆上一靠，突然一阵火烧的感觉传遍全身。我转过身一看几乎把我吓晕过去。原来那树干被成千上万条毛毛虫足足包了一层。那黑漆漆的软体上布满了细细的纤绒毛，稍远一些你根本分辨不出。我的整个后背开始红肿，皮肤肿起约1厘米厚，奇痒疼痛，并伴随着发烧、恶心、发抖、咳嗽。此外，还有一种模模糊糊的幻觉产生，看到了许多古怪的形象，像是黑暗中的红鸡头在啄我的肉。那种恰似地狱里的“火刑”折磨了我三四个星期。

医生说那是一种很毒的东西，叫“胭脂”。如果没有恰当的治疗会有生命危险。此后，我开始怕毛虫，不管大小，什么毛虫都怕。一看到毛虫，我就会感到全身发软、出冷汗、心跳加快、呼吸急促、精神虚弱，甚至思维混乱。再后来，我连电影、电视上的毛虫也不敢正眼相看。

因为害怕毛虫，给我的生活也带来了不少麻烦事。一伙人外出野餐，我是万万不敢走在前面的，如果有人说“有毛虫”，我就停步不前，直到同伴们为我扫清障碍为止。这也成了大家整蛊我的一个方式，使我非常难堪。

直到大学毕业参加工作以后，这个毛病依然困扰着我。不过我下决心一定要将这个障碍消灭。我开始买一些儿童动物画册，盯着上面的虫看，虽然内心紧张，很不舒服，但还是耐着性子看，哪怕全身不适，心跳加快，出冷汗也绝不放弃。这样坚持一段时间后，我又买了《动物世界》的录像带，反复观看。这样花了半年多的时间，经过自己艰苦的、持之以恒的努力，我终于克服了困难，回到了正常状态。

做了心理医生后，才知道我这个病叫恐惧症，这个治疗方法叫系统脱敏。

一些人往往会因为幼年时的无知而生出许多的误解，产生心理恐惧，造成心理阴影，甚至染上心理疾病。家长们应该给予重视，帮助孩子及早发现问题，纠正错误认识。如果这些问题影响了正常的学习、工作和生活更要即时寻求心理帮助。

说到“臭”，就免不了和“脏”联系起来。不管是马粪、狗屎、猪屎还是人屎，只要是大便都是臭的、有细菌的、会令人生病的脏东西，让人想起来就恶心，因而绝大多数人都怕脏。讲究卫生、饭前便后要洗手自是完全正确的。但怕过了头自然就不正常了。

然而，有一件事使我改变了对大便的看法。

我十一二岁的时候，当时还没有化肥，为了“促进生产”，学校规定，假期结束，每位学生必须上交10斤肥料（不准掺水），用来种地。所谓的肥料就是各种动物的粪便，包括人的大便。

为了尽快完成任务，许多同学在家长的带领下，已经先下手为强，将公厕里的“精华”掏致近乎“真空”。路上的什么马粪、狗屎、猪屎早已被人拾得精光。我花了十几天的心血却没能完成任务，心里很是着急，怕假期结束得不到“先进积极份子”的头衔，于是我挖空心思找我的肥料。

一天，看见一个大哥哥端着一大筐新鲜的牛粪走过。我非常羡慕：“哇！你完成任务啦！”我问他怎么弄来的，他说：“你真笨，把筐放在牛屁股上不就行了吗？”

我真的学着他的方法，走了老远的路终于找到了一群牛，可是情况并没有那么顺利，因为还有七八个小同学在静候“佳音”。

我无聊地在那山坡上等待，一直坐了近一个小时，才听见他们高叫：“有啦！有啦！快点！快点！”只见几个小人提着粪筐“哄”地一下串到那水牛后面，挤挤攘攘伸直了手，一下就接了一大堆。

我忍不住也跟着冲了上去，可惜迟了，到了那里牛屁股已经收了。

我又等了大半个小时，口干舌燥，让我坐立不安。那时候，我已不再感到牛粪的脏和臭了，心想只要有就不错啦！多么渴望那牛伯伯快点拉屎啊！什么细菌、生病在我的眼里已经一点不重要了。怕脏的感觉从此也就抛之脑后了。

这些现在看来滑稽的事情，对我的整个心理成长过程，确实产生了不可忽视的作用，不怕就是这样炼成的。

我在心理咨询门诊经常可以遇到怕脏的人。那些强迫洗手的人对脏的过分敏感令人不可思议。

记得有个女孩子，总感到手脏，每天洗手几十次，还用牙刷刷手，直至出血，还是认为不干净；还有位妇女一个月洗手冲凉就用了一百多吨水。当然，她们的怕脏只是心理病态的一个方面，但从中也可以看出她们从小对生活的态度。他们缺乏正确的卫生观，对生命还缺少理解。

因此，我认为过分严谨并不值得推崇，因为洁癖本身就是心理病。

儿童期是心理发育的初级阶段。一般说来心理比较脆弱的人，大多表现出胆小怕事，比如婴幼儿因母亲不在而哭泣，这是因为他害怕，缺乏安全感；有的小孩连小鸡、小鸭都不敢摸一下，这是因为他不知道这些小东西是何物；最普遍的是怕黑，夜间怕独处，不敢单独睡觉，总要有亲人在身边才感到安全，有的人甚至到了青年期，仍然害怕。我在心理咨询门诊中就见过不少怕黑的小朋友。

怕黑虽然是儿童十分普遍的问题，大多数人都认为是一个不值得一提的小问题。随着年龄的增长，经验的积累，怕黑的问题自然会消失。但有的人到了青年期，依然很害怕，那就不正常了。人们把这类人称作为“胆小鬼”，这其实也是一种心理疾病。

因为克服不了怕黑，人在其心理发展中就会形成许多阴影，其心理年龄必然比同龄人要低一些，表现为自信心不足和娇气。长大以后对环境的要求、对家人的依赖也会高一些，这样会给他们的未来增添许多不便，甚至影响成人以后的事业和家庭生活。所以说怕黑也是一种病态。

有位年轻人恐惧黑暗。晚上，路灯很暗的时候，他就会感到害怕。就算是和同伴一起上街，他也一定要走在人群中间。同伴们为了整蛊他，一会儿跑前，把他甩在后面，一会儿又闪到后面，把他丢在前面，吓得他“哇哇”大叫，紧张得跟着别人跑来跑去。回到宿舍楼，有人故意将路灯关掉，他恐惧得抓住人就不放手，到了宿舍又不敢第一个进宿舍。这也是一种病态心理。

我也曾有一段怕黑暗的时期。我的童年正当文革，那时经济萧条，物质溃乏。到了晚上，经常停电，没有任何娱乐的节目，更加没有电视。我们多数是在黑暗中默默地度过。入夜点上一只蜡烛，全家人就围坐在一起。昏昏暗暗的烛光，把人影投影在墙上，稍有一点气流，那烛焰就随风摇摆，影子就像幽灵一样飘忽。

我有个小姨是个嘴巴很会说话的人。她的专长就是讲鬼故事，讲故事时，表情特别丰富。我印象最深刻的就是《恐怖的脚步声》，她半睁着眼睛描述：“那里面伸手不见五指，大木门‘呀’地一声开了，‘咔！咔！咔！’，脚步声越来越近，‘呼！呼！’呼吸声非常清晰。只要一喘气就可能被他发现。正在这时，一阵轻轻的怪风‘嗖’地吹了过来。

我们几个小朋友，紧张得大气也不敢喘，眼睛不敢闭，更不敢看后面，只感到后背一阵阵阴凉。只等着结果，她凑近蜡烛，呼地吹灭了烛光，“啊”地尖叫一声，直把我吓得头发都竖了起来，心跳到了嗓子眼。

故事讲完了，就必须睡觉了。我是翻来覆去怎么也睡不着，什么鬼怪、恶神、杀人的坏蛋在头脑中不停地闪现。最怕的就是半夜惊醒，一看到窗帘动就紧张得喘不过气就像真的看见鬼一样。

此后相当长一段时期，由于害怕我一直睡不好，没办法干脆用棉被把自己像腊肠包子一样裹起来，连头发也不敢露出来，只留一个透气孔，身体向着墙壁。那时我的枕头在床的右边，我的脸又只有对着墙，心里才有那么一点安全感。

两年之后，大概是十二三岁时，我的身体整个有点变形。胸廓最明显。左边的肋骨角往上翻，右边的就塌下去。锁骨也是一边高一边矮，自己也是很不满意，可是换个方向又睡不着。很烦恼。现在看来那是一种恐惧症。

根据我的切身体验，白天人们对自己身边的一切一目了然，自然不害怕。可是一到晚上，黑漆漆的，什么也看不清，似乎黑暗中隐藏着什么可怕的鬼魅，或者某种危险。越是情绪紧张，思想混乱，越会产生可怕的错觉和幻觉。所以，怕黑是你心中有鬼。

现在，怕黑在临床治疗中并不难医治，只要少少的一点镇静剂就能解决问题，没有什么副作用。如果当时有现在的治疗方法，我也就不会受那么长时间的苦了。

不怕死多是曾经与死神擦肩而过

儿童时期是人生的重要时期。我们主张在相对安全的环境下，多给孩子们创造一些条件，让他们长见识，而不应过分担忧出什么事。这样对他们的成长有益。

我童年的生活是丰富多彩的，当然与现在孩子们的电子游戏、各种图书画册、儿童乐园等却是不能相比，但我当时确实感到刺激。

我们玩单脚跳的“斗鸡”、玩“抓特务”、玩“打死救活”、玩糖纸烟盒、玩玻璃弹珠。那全是一些没有朋友就玩不起来的游戏，需要大家团结一致，共同“抗敌”，一起分享个中的乐趣。

这种集体的游戏对人的心理成长起着重要作用。因此那种环境造就的人，比现在的孩子们坚强得多，团结得多，感情深厚得多。这一点在几十年后的今天还在发挥作用，以至于许多儿时的玩伴成了商场上的盟友，一起出谋划策的挚友。甚至把自己的生命都与同伴们紧紧连在一起，那是一种伟大的友谊。

我骑过马，骑过牛，骑过羊，还骑过猪。曾经骑牛，被牛顶伤了腰；骑羊被羊从树中穿梭时擦翻了一块小腿的皮；被驴用下跪的诡计摔到了两米高的土坎下。

一次去骑马，伙伴们每人挑了一匹，结果剩下一匹肥肥胖胖的大白马。我不明白他们为什么都不骑，而要留给我。

我很兴奋，上前抓住缰绳，把它拖到田埂边，纵身骑了上去。它很听话，只顾吃它的草。

过了一会儿，那马主要回家去了，但我们的骑兴未减，于是骑马跟着他回家。离村还有一两百米的时候，大家开始冲刺，"驾！驾！驾！"我挥舞马鞭使劲地夹腿，那马越跑越快，我光荣地跑在了领先的位置。

那条进村的道路是直的，可进去以后就是一个急转弯。我当时不知道，仍在快马加鞭。那马一进村就兴奋不已，仍然四蹄奔腾。但骑在上面依然很稳。

我记得在右转弯的左侧有一个粪池，大约十米见方。大白马跑到那里的时候，我毫无防备之心。就在我得意忘形的时候，它突然将后臀向左轻轻一摆，顿时我整个身子像出了膛的炮弹，"嗖"地射了出去，"扑通"一声就进了粪池。那感觉不比坐过山车差。

我的整个身体就泡在臭烘烘的粪水中，口里、鼻子里没一处可以侥幸逃过，令人窒息的恶臭使我几乎晕死过去。而伙伴们还站在上面幸灾乐祸地高喊："粪泳（奋勇）前进！粪窦（奋斗）终身！"

后来我才知道，原来那匹大白马已经怀了小生命，当时我那样折磨它，的确内疚。它送我的"礼物"我可是一辈子都忘不了。

回忆起来有许多令人难忘的，可笑的，痛苦的经历。

正是这些充满刺激的经历使我在成长中增添了许多正面的认识，增强了生活的信心，同时也造就了自己不怕，或少怕的胆量。

我曾经有两次差一点丢了性命。一次是因为顽皮好动；一次是因为饥不择食。

我父母的单位有一个大礼堂，可以容纳四五百人，专门用来开大会，表演节目。在舞台的右边是一个灯光、音响控制室，距离舞台3米高，墙边有一个钢筋梯，可以攀上控制台。而钢筋梯到控制台的底部四方入口处，大约有50公分的间隔。大人爬上去完全是没有问题的。

13岁那年，我闲来无事，想看看那控制台里面到底是有些什么东西，于是爬了上去。当我爬到控制底台的时候，才发现自己的手不够长。我试了两次都没有能搭上入口的边缘。因为好奇，我不肯放弃。并冒险松开抓着钢筋的右手，跳起身去抓入口的边缘。边缘是抓到了，而我的身体却是悬在了空中，并荡了一下，手一滑，身体后仰，“嘭”地一声重重地摔到了舞台地板上。

当时的感觉很奇妙，不是痛，而是喘不过气，只听见自己缓慢的心跳声。脑子里一片空白，双眼看不见东西，一片漆黑。跟着身体下沉，就好像软化了一样，没有知觉。我想死就是那种滋味，并不可怕。我开始慢慢清醒，但眼睛依然睁不开，只听见人呼喊我的名字，而那声音却很遥远，又感觉灵魂飘在空中，还可以俯看自己的肉体。等我完全清醒后，肉体的痛苦才表现出来，最不舒服的就是剧烈的头痛和心跳。

16岁那年首次参加高考，一次复习过晚，我感到肚子饿，从柜子里找了一包豆粉状的东西，撕开了就吃。待我吃了半包的时候，就感到头晕，肚子胀，想上厕所，又想呕。大约半小时后，一股气顶上来，我马上奔厕所。那一晚，屙、呕十几次，全身出红疹。早上五点，双眼迷糊，头脑不听使，全身虚脱，没有一点力气，感觉心跳越来越弱，心里念着“不行了，不行了”就这样慢慢失去知觉，昏死过去。

等我醒来的时候，才发现自己躺在医院的急救室里，鼻子里插着输氧管，手上打着吊针。医生说：“你真傻，那是生黄豆粉，没有煮熟是有剧毒的，而且你还有过敏，真危险！再迟一个小时送来，你可能真的没命了！”

两次与死神擦肩而过，使我对生命有了更深的理解，很珍惜，但不会那样怕死！后来在我成长过程中，听到和看到的许多英雄事迹都能够证明，不怕死多是因为曾经与死神擦肩而过！

有句话说得很有道理，“大难不死，必有后福！”

2.时代造就性情

有吃就是福

一方水土养育一方人；一个时代造就一代人。人的成长绝对与所处的时代息息相关。

上世纪70年代初，社会发生了一些变革，我们一家又回到了大城市里，住进了近郊旧时居住的房子。那时经济不发达，物质贫乏，没有什么吃的。每家每户就靠那一点点计划供应的票去购物，如猪肉票、牛肉票、鸡肉蛋票、米票、面票、油票、腊肉票、豆制品票、糖票等等。

为了吃，我从小就学会了排队。早上天不亮就得起身，手上提着一个竹编的篮子，背上背着一张小凳子。几个小不点走两三公里路到城里的肉店排队。站累了坐一坐，冷了就搓手跺足，饿了就吃爆米花。

排了几个小时，轮到我的时候，肉几乎卖完了。最后全家人的票就只能买几斤皮多肉少还带骨头的肉，我急得眼泪都出来了，可是没办法，回家当然还免不了要挨一顿骂。

我的童年是靠定量配给过生活的，每人每月的基本食品是半斤鲜肉，一两油，粮食26斤。而儿童只有9～18斤。这显然是不够吃的。

现在的孩子不知道饥饿是什么滋味。没有饭吃，人的情绪就会变得紧张不安。如果一家有几个孩子，这种紧张不安就更明显了。那时经常听到有人为了谁多吃两口饭而吵架、打架。事实证明，人的本能反映会使情绪产生波动。

那时一两油的配额，按现在人的胃口就只够吃两餐。煮菜的时候，用一块纱布在油罐里面点一点，然后在汤里一涮就行了，那飘在菜汤里的油就叫"救生圈"。

现在的人不知道没有油吃人会怎么样。记得那时讲究革命传统教育，我父母他们单位，还经常吃"忆苦思甜饭"，实际上就是用南瓜花、叶和藤，加干玉米粉和水煮出来的类似猪饲料的糊糊。

忆苦饭不要钱，可以任意吃，小伙伴们感觉新鲜，又热闹，又好玩。虽然很难咽下，但仍争着吃，稀里糊涂将肚子撑饱就算了。

开始通常还能接受，可是第二餐、第三餐情况就不对劲了。人开始感觉全身乏力，提不起精神，肚子开始“抗议”，“咕咕”直叫，接着大便拉出一条青幽幽的花杆，不知道怎么回事，吓得蹲在厕所里哭，不敢出来。

从那开始对食物就有了特别的感情，有吃就是福。不像现在的孩子们还可以有“挑食”的权利。对什么食物身体都能接受是身体反映良好的表现。

饥饿驱使人的本能

人的生活就是这样，吃是人出于生存的本能。既然不够吃，那就只有“自己动手，丰衣足食”了。我曾经爬上很高的树上去掏鸟蛋，那剧烈摇晃的树枝阻挡不住我吃的欲望；我到过池塘里去摸小鱼、小虾、小螺丝、小蚌壳；上山挖野菜、捡蘑菇。凡是一切可以食用的东西我都不会放过。

现在的孩子们生活条件太好了，孩子们不知道什么叫“挨饿”，对食物的要求很高。自己什么事也不用做，更不用为食物而担忧。每天就只管两件事：学习与玩。有些人上大学了，连自己的衣服都要让别人洗。吃饭都是上饭堂或者餐厅，自己动手做是怎么也不愿意。你问他会做什么菜，回答都一样，就是番茄炒鸡蛋或者鸡蛋炒番茄。

让少年儿童自己动手做一些家务，对他们的成长过程有益。让他们知道生活不是等、靠、要。没有这种精神的人成年以后就缺乏进取精神，心理素质较差，容易被社会“淘汰”。

因为饥饿的驱使，我什么东西都想吃，只要有得吃，哪怕一个生萝卜也是很好的。

我和小伙伴们经常到附近农民的地里偷萝卜。偷来就用水沟里的水一洗就这样生吃，天然气味很足，又脆又甜，非常可口，很享受，那种感觉不像现在的科学种植物。但偷别人的东西总是有风险的，有时还要付出一定的代价。

一天，3个小伙伴一起去犯事，去的路上要翻过一道水泥墙，约2米高。我们找到一处比较矮一些的地方，那墙的下方还有一个狗洞，直径约30公分。3个人中我最小，可是动作却不比他们慢，我们观察清楚周围的环境，看到守地的农夫和一条狗在距离我们200米远的地方，就“嗖”地跳了过去，身体一着地，马上蹼伏前进。这一招我们从电影“地道战”、“地雷战”中早已学会。

我们用手又挖又刨，不一会儿功夫就到手了几个大萝卜，把它们往衣服里一揣，正准备撤退。忽然，狗叫了起来，我们被发现了。

由于心虚，我顾不及那么多了，站起来拔腿就跑。一边跑，萝卜一边从衣服里面掉出来，慌乱之中来到水泥墙下，做一个助跑，飞身上了墙。

等我回头一看，其中那个胖胖的陈小二还在田里一拐一拐地往这边跑，动作慢极了。不远处那个农民伯伯正快速赶来，我和另外的同伴心急火燎大喊："小二，快跑啊！狗来啦！"可是没用，他怎么也快不起来，他来到墙下的时候，狗距离他还有几十米。可惜他太胖太笨，跳不起来，抓不到墙头，试了几次都以失败告终。最后只有将头钻进那个狗洞里，拼了命往里钻。但是，那洞太小，而他身体太胖，始终没法钻过来。等农民伯伯赶到的时候，他就像一只把头埋进沙子里的驼鸟，屁股还在外面进不来。我们在墙里拉，农民伯伯用扁担在墙外打他的屁股。他撕心裂肺地高叫救命，可是自己卑劣的行为却没有赢得同情，令对方停手，农民伯伯"噼！噼！啪！啪！"直打了几十大板，让他屁股开花，方才罢休。

后来，只要一吃萝卜就会使我联想到小二挨打的屁股，感到害怕，真是自找麻烦。

我总是说人最重要有两件事：一是吃饭；二是睡觉。如果没有吃的，身体就会有不良反应。人会没有力气，会心慌。当然，现在没有人担心会饿死人。但我认为对饥饿有备也是一种素质。

汶川大地震，各种矿难等等，均需要人有一定的心理防御机制支持。你必须懂一点求生的技巧和克服困难的心理状态，才能最大限度地保住生命。从这个意义上来讲，饥饿驱使下的本能是决定命运的关键。

吃苦是做人的资本

初二的时候，我们响应号召"学农"。每个班的同学必须离开自己的家，到偏远的农场进行两个月的劳动。那次体验使我终身难忘，让我学会不少求生的技能，感受到艰苦的滋味，受益不少。

我们学校的农场距离市区有几十公里，从学校坐车到终点站下车，然后再沿山间小路步行三十多公里，去到人烟稀少的大山中。

出发那天，天不亮，我们一班班干部，把全班人上山的生活必需品点了又点，菜油、盐、肥皂、灯油、药品等。如果少了一样，我们整班人的生活就会受影响，那我们就必须派人回学校取。这一个来回，起码得两天。

一伙十二三岁的少年背上打好了的背包，肩膀上交叉挂着壶和书包，头上带着军帽。

学校领导发言后，大家齐声宣誓，然后高喊革命口号，跟着一阵欢呼，上了一辆卡车，就这样出发了。

大家一路高歌，快乐无比。一个多小时后，到达了公路的尽头。全体下车，集合。

然后，在辅导老师的引领下，全班人排成单行，沿着弯弯曲曲的乡间小路行进。就这样一直走了七八个小时，中途就啃了一个馒头，喝了几口山溪水，直到下午五点才到达了目的地。

同学们个个呲牙咧嘴，唉声叹气，不管地上干净不干净，找个地方，一屁股就坐下去起不来了。

我累得全身骨架子都快散了，头里嗡嗡作响，脚底也磨起了水泡，但这还不是最辛苦的。

那个农场在一个陡坡的半腰上，三面是茂密的松林，山风一吹，呼呼作响。前面是一条山沟，足有一百多米深，没有电，遥望四周也没有人烟。

农场是一排松毛和树枝糊上泥搭成的房子，约50米长，分成男、女和工具房，三格。我们去的时候，那墙上的部份泥块已经脱落了，风可以直接吹进房子。

床是一排通直的大床铺，可以同时睡二三十人。那床其实算不上床，它也是用一条条树枝搭的，一点不平整。我们把蚊帐一挂，床单一铺，就这样睡了。

晚上，山里的天气特别冷，嗖嗖的山风从松林中刮过，并穿过烂墙灌入我们的宿舍。我们只能用棉被把自己裹起来。但床不平，这身体被那树枝一会儿顶住背，一会儿又顶着肋骨，实在很难睡着，只有半眯着眼等天亮。

半夜，女生宿舍那边突然发出了尖叫声。我们男生过去一问，说有绿莹莹的眼睛在门口向里张望。于是我们借着月光四处搜巡。后来真的发现了那些一对对发光的绿眼睛。是野狗还是狼，至今都不得而知。

白天，一班人只留下两名男同学做饭，其余的人通通都得到山沟，或者山后面去开荒种地。男同学们把一棵棵灌木丛放倒，点燃火烧掉，再把泥土翻起来。女同学们把翻起来的泥，用耙打碎，再挖一个坑，把玉米种子撒下去，埋起来，之后就什么也不管了，那就叫刀耕火种吧。

也许我们能看着它们发芽、生长，但收获的事肯定不是我们干的了。即使如此，一帮人还是拼了命干活。两天后，所有人的手掌上已经磨出了血泡。

山里经常下雨，地总是湿漉漉的，这小脚一泡就烂了，又痛又痒，没法忍。每天劳动完，一个个跟野人似的浑身泥，别说洗澡的热水，就是冷水还得下一百多米深的山沟里去挑。因此，辅导员规定，每7天才能洗1次澡，大家轮流。

这白天劳动一出汗，晚上却没法洗澡，因此每个人都是脏兮兮、臭烘烘的。这对于我们这些城里的孩子来说，确实是一件痛苦的事。

大山里的蚊子也很多，而且个头特大，“云南十八怪”中就有“三个蚊子一盘菜”的说法。被咬的地方不是痒，而是像针刺一样痛。

草丛中的蚂蟥（也叫水蛭）也很多。只要你拿一根棍子从草尖上“嗖”地一扫，顿时一下抬起几十个黑漆漆的头来。它能钻进你的袜子里，吸在你的皮肤上，虽然不觉痛，但你想把它弄下来，还得费点心机。我们的方法是用烧红的树枝往它身上一戳，它就咕辘滚下地了。

面对这样的环境，女同学们大多都哭鼻子，一个劲吵着要回家。这也难怪，那时我们毕竟只有十二三岁嘛。而这种时候，谁也没办法。因为，就算你真要回城，就算不迷路，起码也要步行七八小时的山路。谁敢呢？

我们就这样熬着。两个星期后，人的本能行为开始发生了变化。

过去经常吵架的同学，表现出了从未有过的关心和谦让；过去闷不出声的同学，与大家在一起竟然聊得热火朝天。

有人背一首毛主席的诗词，感到非常的高尚与崇敬；有人讲一段不怎么样的小故事，却感觉非常动听；有人受伤了，一伙人关爱备至，又背又抱；有人感冒了，即时有人端茶倒水；有人伤心哭泣，就有人打气鼓励。

人到了那种时候，就表现出了求生的本能，那种同甘共苦的团结精神。这就是人类得以生存、繁衍到今天，并发展壮大的根本因素。

而我们现在的独生子女们，极少能体验到那种感受，所以不管是家长，还是学校都别把培养孩子们吃苦耐劳的精神不当一回事。那是人为了生活而谋求的那种团结奋进、舍己为公的精神力量，也是做人的原则和基础。

心理考验是成长基石

那次劳动，还有两件事使我的心理素质受到了极大的考验和锻炼。

一次是我当班做“饮事员”。

那天下午，我将食堂的水挑满，洗好菜和米，准备一到时间就煮饭。由于无聊，我和当班的另一名同学说：“我到山后面去看看。”

他说：“你一个人去？很容易迷路的。”

我说：“就在附近走走。”

就这样我一个人向着山后走去。我不知道那茂密的树林后面是什么。于是好奇驱使我越走越远，不知不觉竟进入了山沟向阳的一片高大的乔木林，地上有很厚的落叶，还有一阵树叶腐烂发出的臭味。抬头望上，太阳几乎被树叶遮得透不过光线。一低头，我发现了一朵很大的蘑菇。它的干有水杯那么粗，伞有碗那么大，起码有1斤重，非常新鲜。我认识它，叫黄牛干菌，是一种非常可口的食用菌。

我相信那个地方极少有人去到，相信还应该有更多的黄牛干菌在等着我。因为班上的同学太多，这一朵蘑菇是无论如何不够分的。于是我只顾埋头找。

慢慢地我发现没有刚来的时候那么容易看清东西了。这才在猛然醒悟：“时间晚了。我该回去了。”但走过什么路，有什么标记，我却完全没有印象。一阵惊怵透过全身。怎么办？

我记得父亲曾告诉我：“在森林里迷路，要尽量往高处走”。

于是，我发疯似地往山上爬。但没走几步却突然停下了。原因是我嗅到一阵异味，一阵动物园里凶猛野兽发出的异味。我慌了，丢下蘑菇，三下两下爬上了一棵大树。

静静地观察四周，却没有发现异常情况，我再深吸一口气，仔细用鼻子嗅。不知道是因为过度紧张恐惧而产生的幻觉，还是因为真的有野兽而产生恐惧，结果还是能嗅到那阵腥臭味。我不敢动了。

我不敢下树是怕那只不知名的野兽正在等我落地，怕它将我当作一顿丰盛的晚餐。我坐在树上胡思乱想，后悔不该独自离开营地，后悔不听同学的话，但悔之晚已。

就这样我在树上一直等了难熬的1小时，天渐渐暗了。时间一秒一秒地过去了，我总不能在树上呆一晚吧？

正在我心急如焚，孤独无援的时候，我隐隐约约听到了“叮当！叮当！”的铃声，那声音却越来越清晰，越来越近。我坚信那是牛群，有牛群就有人，有人就没有野兽，它令我全身热血沸腾，那美妙的声音使我绝路逢生，喜出望外。

我忽地滑下树，朝着铃响的地方奔去。

回想当时的情形，假如当时没有遇到牛群，天黑了下来，那后果不堪设想。也许我因此就会患上恐惧症，甚至精神分裂。这真是一次极其深刻的心理体验。

在门诊中，我经常可以见到一些因为一时惊吓就产生了精神心理障碍的事例，相当普遍。

在农场大约呆了一个月，我们遇到了麻烦。原因是当班的"饮事员"忘记将用过的盐放进墙上吊着的柜子里。第二天，我们发现，盐被可恶的老鼠打翻，搞得一地都是，捡不起来。

于是我主动请缨，担当起回城取盐的重任。

那天一大早，全班同学为我送行。我手上拿着一根齐人高的金刚树棍子，一头削尖了。一是可以防卫，二是可以当拐杖。腰上挂着一把五寸长的尖刀，身上背着干粮和水壶，只身出山。

一路上，又是做记号，又是看山型，涉水过溪，穿山越岭。饿了啃馒头，渴了喝山水。硬是花了两天时间，跑了一个来回，按时完成了任务。

那是我第一次单独行动，是名符其实的心理考验，我战胜了它。这是我的骄傲，是我成长的基石。

所以我要告诫年轻人：

有机会考验你，千万别错过，短暂的辛苦可能换回终生的受益。

没有克服不了的恐惧

我在心理咨询的过程中，碰到不少患恐惧症的病人。追踪他（她）们发病的原因，大多都有刻骨铭心的不愉快的亲身体验。

有一个女孩怕尖锐的东西，只要看到尖锐锋利的物品，她都会产生恐惧的情绪，如针、刀、玻璃、铁枝、铁钉、甚至笔尖等等。原因在于她小时候用刀子切菜时不慎将手切伤，还遭到父母的责骂。这次事故不仅对她的皮肉造成损伤，而且对她的心灵也造成极大的伤害，久久不能抹去。以至于，凡是看到尖锐物件就感到恐惧。

在这个过程中，其父母的责骂是导致她恐惧的主导因素。如果当时她的父母处置得当，进行启发性教育，给她安慰和鼓励，尽量消除她的害怕心理，或许她的恐惧症在早期就能得到抑制。

一个成绩优异的中学生，在高三时患了恐惧症。他的恐惧症来源于老师在黑板上写字。只要老师一写字他就紧张不安，生怕自己看不清老师写的什么。他越紧张，就越怕看不清或看错，越怕看不清就越紧张。他的恐惧感无法控制，随之而来注意力也不集中，思维混乱，并出现心跳加快、心慌、头晕、出冷汗、手脚麻木等症状，严重时还会呼吸困难，喘大气，以致影响了他正常的学习，导致他在半年内成绩一落千丈。

引起他害怕的原因，主要是因为在一次上课时他抄错了题，交了一份十分糟糕的试卷，被老师严厉批评后，丢了面子。其后总担心自己不能看清老师抄写在黑板上的字。这是他患病的诱因。而其根源在于他的性格内向，要求过高。病前他总是按要求一丝不苟地生活和学习。只要有一点点没有完成，心里就不舒服，当天就算不睡觉、不吃饭都要按要求完成。

长期地坚持和努力使他获得了几乎所有的荣誉，同时也让他背上了沉重的思想包袱。比如怕出错出丑，怕不如别人，怕批评等等，精神长期处于紧绷的状态之中。由于“怕”他变得不再认识自己，虽然他看到自己的缺点，却希望永远是一个秘密，别人永远也察觉不到。多少年来，他一直在回避那个“怕”字，而不是主动调节心理状态，寻求解决方法。这就埋下了他患恐惧症的隐患。

其实这种恐惧心理许多人都有所体验。比如考试、填表时，情绪紧张，生怕出错，结果越怕越错，考试怯场就是一种常见的例子；百米赛跑时，越想快，越跑不快，这是因为过分紧张的原因。由于紧张，我们身体内的激素水平会比平时高许多，人的植物神经会因此变得亢奋。从理论上来说，这反而会抑制正常功能的发挥，令机能紊乱。

所以我们做任何事情，面对艰难险阻，一定要做到沉着冷静，临危不惧，这就要求我们要有良好的心理素质，才能具有驾驭局面的大将风度。

有的人怕见人，不敢与人交往，这叫社交恐惧症。它是一种十分常见的心理疾病。它的主导因素就是过分注重自己在别人心目中的形象，从而淡化自己、低估自己的价值。

患社交患惧症的人内心十分痛苦。他们在人面前，总喜欢掩饰自己的缺点，怕别人看到自己的短处；希望别人永远只看到他的优点，并赞许自己。他们并不知道原来每个人都有优缺点，与人相处只不过是向别人学习长处的一种方式罢了。目标不明就是产生怕的根源。只要克服了这个障碍，事情也就迎刃而解了。

事实上，我个人认为能够主动暴露自己的缺点，就是心理素质过关的一个标志，同时也是即时修正自己，克服困难，战胜自我的手段。回避缺点，对于一个人的心理发展本身就是一种阻碍自己发展的行为。通过观察我们可以发现，只要是敢于正确面对缺点的人都有比较好的心理素质，这就是最好的说明。

“怕”是缺乏认知的反映。要想克服“怕”，首先就必须要先认知自己。要挖掘“怕”的根源，认识“怕”的内容，计算“怕”的程度，衡量“怕”的机率。只有这样你才能正确评价自身在社会环境中的位置，也可以称作“个人定位”。有了个人定位才能比较客观地评价自己的能力，做好自己的角色。就这好比唱戏，在社会生活中也必须按一定的规则办事，心态上才能取得平衡。

矫正“怕”字，只能在克服逃避心理的基础上才能进行，因此能不能医好“怕”的问题，还取决于本人的意志。如果自己不愿意，“怕”是永远不会自行消除的，就像抽烟的人不愿戒烟，喝酒的人不愿戒酒一样。

即使本人主动意志有了配合，要想在“怕”字面前说“不”也并不是一件容易的事。南京脑科医院心理咨询主任医师鲁龙光在他的《疏导心理疗法》中写到“与‘怕’作斗争，要相信自己所担心顾虑的‘怕’实际上根本不存在任何危险，自己要全力以赴与其斗争。避免退缩、消极，大胆地给自己提出要求，正视失败，怕失败往往是过多地梦想成功与完美，而成功之前往往是经常失败。”

我在心理咨询的过程中，常会有失败的事例出现。其根本原因还在于被治疗的人采取“逃避”心理。他们会推诿，“我还没有准备好”，“再给我一点时间考虑考虑”，“下次再说吧！”，“这样太辛苦”，“我会不会受不了”等等。

其实，面对怕本身就没有时间的限制，就像我怕毛毛虫一样，逃得了一时，却逃不过一世。只要我们认真对待，把克服“怕”当成是一项任务来做，下足了功夫，就没有克服不了的怕！

3.遭遇挫折才会进步

“低贱”有利于摆正位置

高考是我人生中至关重要的一个阶段。我曾在高考中屡遭失败，几次被挡在了大学门外，一次又一次遭受挫折的打击。残酷的事实使我饱尝了挫折所带来的痛苦，但我对挫折从不低头，对待失败的态度就是总结经验，屡败屡考，“不到长城非好汉”、“不达目的不甘心”。

我的小学和初中阶段都是在文革中度过的，再加上父母工作上的关系，我从小读书就没有定点。回忆起来起码在六所学校读过中小学，其中的三所是农村民办小学，教我的老师们就是“本校毕业生”。那时候，因为没有教材，有时需要几个同学共用一本书。或者互相借用，甚至抄书。因此，我对学习一向提不起什么兴趣，成绩自然不好。

直到高中时，我才转到一所市区的普通中学学习，成绩自然跟不上。第一次参加高考，我的成绩还没到录取分数线，这是我遭受的第一次重大打击。看着同学们踏上大学的旅程，心中苦涩难以形容。

失败之后，我不认输。我一边补习功课，准备来年再考；一边割牛草，帮补家用。对于一个中学生来说，拿着镰刀、麻绳，怀着怕毛毛虫的心理，爬上毛草丛生的半山，去割牛草，并非易事。我常常觉得腰酸腿痛，有时还割破手，撕破衫。到头来每公斤牛草3分钱，一大捆才换来几毛钱，想起来都觉得心酸。

那时的经历让我体会到做人的艰辛，一块钱都来之不易。我对人生价值的理解也更加深刻了。这就是我割牛草所得来的收获。

这样一直艰苦奋斗了10个月，第二次高考，我又以失败告终，满腔的希望又一次遭受挫折的打击。这一次比前一次更难受，更痛苦，我有些灰心了。这时，有一个很要好的已经读了大学的同学鼓励我再考，并赠我一句锦句：“长风破浪会有时，直下云帆济苍海！”当时我很感动，将之立为座右铭，并立志不达目的誓不休。

此后，我一边在建筑工地做临时工，一边复习功课，再一次向高考发起冲击。

17～18岁的我和一般比我大许多的小伙子们一起抬毛石和搬砖。一条原树木做成的杠子就有大人的手臂那么粗，2米长，重量就约二三十斤。4个人，两条杠子交叉在一起，用铁链套住三四百斤重的毛石，吸一口气，喊一声"起！"腰一挺就抬了起来。

"吃块肉啊！嗨哟！嗨哟！喝口酒啊！嗨哟！嗨哟！"就这样喊着号子，齐步向前就可以把巨石抬上百米远。

挑砖时，建一二三楼时，尚还能顶住，后来建到四五楼时就觉得特别困难，挑了一半就全身发虚，腿脚哆嗦，直冒汗。

然而，工头还嫌慢，一边骂"小杂种，还不快点！"一边向你身上砸石块或用脚向你的屁股上踢，还不敢出声。否则，一天一元二毛八分钱的工钱还要打折扣。那种人生的污辱，现在的城市人是无论如何也想象不出来的。

几个月下来，我的右肩膀上隆起了一个死结，有鸭蛋那么大，又痛又痒。穿着衣服时，肩膀一边高一边矮，极不协调，直到三年后上大学二年级它才慢慢消散。

白天工作已是十分的疲惫，可是一到晚饭后还得骑四五公里的自行车去城里的中学读补习班。我打起十二分精神，认真听课做好笔记，夜里十一点才能回到家，次日还要重复昨天的一切。

说实话，肉体上的痛苦我能顶，但精神上的折磨却难以承受。我的同学好友一个个踏上了希望的征程，没有了人陪伴，想一想自己的前途，心中就难过万分。

我十分忧郁和苦闷，七尺男儿，眼泪也会止不住涮涮直流。那时开始学着抽烟，没有钱卖，就捡大人的烟屁股抽，说是肮脏，那时也顾不得那么多，只是解解闷而已。

那段日子我做了许多白日梦，梦见自己上了上海交通大学（我邻居伙伴的哥哥就上了这所大学）、上天津海运学院，自己身着威武的军服荣归故里，向世人展示自己的本事，并迎得片片赞扬之声。

可是，梦醒依然如故，那种无奈与沮丧的心情不能用言语描述。

当时，我的身体比较差，患有一种眩晕病，经常在饥饿、疲劳、紧张或者环境挤迫中发作，一个月起码两次。比如被大人骂、考试赶时间。在公共汽车上，我也晕过几次。回想起来，主要是怕闻那阵汽油味。

发作时的早期症状是呼吸的时候感觉空气是通透的，跟着全身发软，心慌心跳，全身出冷汗，眼前发黑，头昏得站不稳，非要蹲下，将头埋在两腿之间，直到冷汗将衣服湿透，数十分钟后才自行缓解。

我家的人都说我身体太差，要帮我补，但却没办法补。原因是我有许多东西不能吃，比如：喝牛奶、豆浆会过敏，鸡汤喝多了又会流鼻血，还不能吃葱、姜、蒜，吃了胃不舒服，会作呕。

现在看来我那时确实有病，而且是一种全身性的神经功能失调，也是一种心理疾病。

为了身体，我在屋内天花顶上钉了颗钉子，用针线拴了个夹子吊在高处，练习跳高，一方面锻炼身体，一方面发泄心中的怨气，症状有所缓解。

再后来，我拜一位某军区特务连的退伍战士做师父，学习擒拿散打。

早上天不亮就得起床练习，一开始懦弱胆怯，不敢放手一试，结果在练习中被师父扫鞭腿、斜摆掌、直刺拳，直打得口鼻出血，抱腹跪地。站起来又趴下去，趴下去又站起来。最后筋疲力尽，再也无法起来了。但师父还大声吼："起来啊！笨蛋！像你这样有什么用，有本事就起来打我啊！来啊！来啊！"

他一边跳一边叫，重复着刺耳的话语。他在污辱我，也在刺激我。我是坚强的，他越是这样，我越感觉到一种精神上的放松。我想，如果我还有一丝力气，我就想跳起来和他拼一拼。

半年后，我的上下牙龈被打得乌黑的，身上到处都是伤疤，然而腿脚却利索了许多。第一次和隔壁农场代号叫"铜矿脸"的过招，我心里还有点胆怯。结果一开场，只两三下，他已经趴在地上起不了身了。从此，我建立了自信心，什么也不害怕了。

我曾经和不少人面对面，赤手搏斗过。有人照我身上给几拳，我一点也不感觉痛，而他的手却肿了，那时我才体会到师父的一片苦心。

我用尽了全部的心血和精力进行补习，第三次我终于超过了录取分数线十几分，心中充满了希望，心想这次终于成功了。然而，大概是志愿没填好，或者父母没什么背景，没活动能力，所以一家人老实巴巴地等着录取消息。最后，杳无音信。

据我所知，那年有不少在录取分数线以下的人都录取走了，而我，竟又一次被挡在了大学门外。

命运之神如此不公！我却无可奈何，只能噙泪自叹。那种挫折感只能用煎熬来形容。我的心理已经达到了极端危机的程度，我几近绝望。那是我一生之中遭受最沉重的心理考验。

父母怕我再承受不起精神打击，劝我放弃高考的愿望，我没有放弃，放弃意味着我在命运面前"下跪"。想到自己之前所付出的所有努力就这样付诸东流，我心有不甘，这对我来说意味着生命失去了意义。

家人说我有病，但是我那时并不清楚，还表现得非常固执，而且到了极端，就像练格斗一样，谁也别想打倒我，打倒了也没有什么了不起。跌倒了就爬起来，再跌倒再爬起来。在什么地方跌倒了，我就从什么地方爬起来，永不言败。这就是我唯一的精神支持，否则我真的会垮了！

那段时间，我体会最深的就是"低贱"二字。这对我以后从事心理咨询工作，起到了至关重要的作用。因为曾经"低贱"，所以我从不会看不起任何人。这是社会给予我的教育。我只不过是一个普通人，现在是，将来也是。只有把自己的位置放得够低，才可能不惧任何事物，才有利于将来的发展。

抑郁症催人思索

有人说："我不想得抑郁症。"我想说："那是不以你的意志为转移的东西。"

事实是许多人患抑郁症的时候，并不知情。直到你清醒那天，你才明白什么是抑郁症！我的经验就是这样。

那年，在父亲的全力推荐下，我进入了父母单位的校办工厂工作。我开始做木匠、铁匠，学习做一些学生用的台椅、双层床，用锯子、凿子、锤子、尺子加上身上的力气，在不用多动脑筋的环境中按照图纸加工出一件件"作品"。

看我做工的手艺，带我的师父很满意，对我赞赏有加："你好好干，我相信你以后一定会成为一名合格的接班人。"

可我的心思却不在这上面。两个月之后，我可以一边做着工作，头脑中一边想着学习的事，一心两用。我想师父永远不会明白我的心。

在那一年，我积蓄了一点钱，不再把所有的钱交给家里，有了一点自主的权利。我重新选择了一所市里的名牌中学进行补习。

距离"梦想"越远，心里就越难平衡。此时，我的脾气开始变得异常暴躁，心情特别烦，不想理人，谁也不敢惹我。如果有人故意整我，我就气堵，想发泄。甚至可以和他拼命。补习期间两次因为鸡毛蒜皮的小事与人打架，受到学校警告。

在校外我从不跟任何人搭讪，对周围的一切漠不关心。现在回想起来，我那时真的是有病了。

那时的我心理承受能力已经相当脆弱了，经不起一点风吹雨打，就好像一把平衡的天秤一样，只要在秤盘里再添一条羽毛，也会令我瞬间倾覆。

我经常把自己反锁在房间里，不让任何人打扰，静静地冥思苦想。我问苍天为什么要这样对待我，问大地为什么如此无情。我怀着沉重的心情品味人生，最终还是不得而解。

面对这个世界，我已经无言以对，无脸见人。活着，只能称得上是苟延残喘；死了，倒还干净利落。在我的心中所有的一切，包括“笑”都是那么苍白，没有什么再能激发我的情感。没有快乐的体验，吃饭味同嚼蜡。我的生活就如接受了指令的僵尸，每天在补习班，在小工厂，在并不宽敞的家中游荡。学习成绩不仅没有提高，反而是大大下降了。

我像一只掉进了陷阱的动物，丝毫没有了挣扎的能力。我变得没有目的，没有企图，没有斗志，甚至没有灵魂支配。

那些混沌的日子到底是如何挺过来的，至今连自己都不清楚。似乎我心灵的窗户在现实世界中已经关闭了。

我想过自杀，想过那个曾经吊死在后山坡上的小伙伴，想象他在哪个地方或哪个世界里，也许他活得比我轻松，也许我也该考虑考虑结束这痛苦的生命。

“自杀”这个意念，曾经在我的脑海中不停地闪现。我没有选择自杀，并非因为我害怕，因为我心有不甘，好像有一个什么事还没有做完。同时，我留念家人，留念朋友。就为了那个不知名的目的地，我选择了活着，并愿意将泪水吞进肚子，咀嚼所受的一切苦难。

那段时间我做了许多噩梦，怪梦。我梦见和那个死去的小伙伴在一片工地上玩耍，衣服上溅满了泥浆。突然发现自己沉入泥浆中，越陷越深，不能自拔，心中充满了恐惧。周围有人在笑，我大声喊，可是没人听得见。我梦见窗外的天忽然变黑，我走近窗口，看见太阳被一片黑色的雾遮去。雾扩展成一张黑色的大网，被许多小汽球牵着，在天上飘。网上面站着几个黑色小人，有一种力量在引诱，我想爬上去，但手脚没有一点力气，怎么也爬不动，心急如焚。我梦见地面上有一些漂亮的花和玩具，我却怎么也拣不起来。我梦见状如纸折的人和车，急速穿梭往来。我站在中间，他们撞不到我。我梦见一些实实在在的东西，用手却摸不到。

那是一个虚幻的影子世界，令人痛苦却不能自拔。

其实那时我已经患了抑郁症这种心理疾病，只是那时的我根本不知。我想即便是知道，我也不会承认，也不相信在那个年代可以进行医治，那种生死不知的感受足足煎熬了我两年。

三年的艰苦努力又到了历史关头，我已经是第四次参加高考了。在极度虚弱的精神境界里，命运忽然有了一点点转折。

高考前两星期，上数学和物理课时，老师把自己“押”的题抄写在黑板上。我看了以后，突然产生了一种奇怪的感觉，我认为一定会考这几道题。于是，将其全部抄回家，日夜温习，不能理解的就死记硬背了下来。

当高考试卷发下来的时候，我一阵惊喜，果然有许多道就是老师押的题。但考完以后我的心里依然没有把握，没办法令自己放松下来——我失败得太多了！

我对自己完全没有了信心，我不相信自己能考得上什么学校。但这已经是最后一次了，不管考不考得上，我想自己也应该考虑考虑，重新在这个社会上定位自己的位置了。

清楚了目的我，从容而淡定，没有了非读大学不可的愿望。最后选择了"考工"，心想已经做了三年工人，再做也没什么所谓，也许这就是命吧！

那次考试约两千人。"考工"比"高考"提前放榜，结果我竟然考了全片区的第三名。家里的人说，我并不是学习成绩不好，而是心理素质不好，按我考工发挥的实力看，随便考上个一般大学肯定没问题！

至今，我仍记忆犹新。我知道了失败的原因了：我太想读大学了，面对高考，就因为害怕失败，心理压力很大，因此心情极度紧张，思维一片混乱，无法自控，自然不可能考得出好成绩。压力解除，充分发挥自己的水平，就能成功。

所以，心理状态决定一生的成败！其实，怯场也是一种在特定条件下的心理疾病，很多人都曾试过。千万记住：冷静，战胜自我，没有什么大不了的！

在咨询室，我见到许多抑郁症患者，他们会因为抑郁而自卑，总认为这世界不公，自己命不好。

凡事都有两面，从另一个角度来看，患抑郁症也有它的好处。你会因此变得没有那么孤傲，会懂得谦逊。你会比别人更懂得思考，珍惜好生活。当抑郁好了以后，人会更善解人意，更懂得感恩。对你将来的事业和生活都有帮助。所以面对抑郁也不用太悲观，正确面对，坦然处之就行了。

"善待挫折"是一种品格

在高考放榜前夕，某啤酒厂的厂长来家看我。面试之后，他说完全没有问题。

他胖胖的身材，总是一副笑眯眯的样子，我至今仍然记得。他对我的父母，描绘了我未来的美景："我们厂刚从德国购买了一套啤酒生产线，需要一批技术工人，在设备安装调试之前必须送一批人前往德国学习，为期一年，我看你儿子是块好料，有很大的前途啊！"

临走前，他看着我笑，并拉着我的手说："以你的毅力和斗志，我相信你上大学没什么问题。但如果有什么意外，我们随时欢迎你来。"

听完，我的心嘭嘭直跳，情绪激动。那声音之美妙，是我有生以来就没听过的，好像不是人发出来的，而是神对我的召唤。

在那一刻，好似地球翻了个身，黑暗中点燃了光明。我呆呆地站着，他后来再讲什么我完全没有听到。许久，我才回过神来，对着他深深地鞠了一躬。

结果，录取通知书来了，我中了！“范进中举”了！

一切来得太快太意外，我的脑子里一阵糊涂，竟然转不过弯来，不知道是高兴还是悲伤，只有泪水涌出来。

我想要的时候，把吃奶的力气使出来，却总是竹篮打水一场空，怎么也得不到；我不去想的时候，它却又不期而遇，躲也躲不掉。我想，这就是命吧。

面对挫折，我顶住了死神的召唤，还获得了成功，我想我是伟大的。

经验告诉我，每一次挫折后就是一次机会的来临。我终于攻克了一个又一个的难关，取得了最后的胜利。我的胜利不仅是实现了上大学的愿望，最重要的是我在极度艰难的情况下，克服了重重的心理危机，获得了宝贵的精神财富，造就了自己坚强的意志力和良好的心理素质。

然而，在现实生活中，却有许多的人是因为挫折而倒下去的。据统计，中国每年有20余万人以自杀的方式结束自己的生命。这已经相当于每年发生一次唐山大地震的死亡人数了。其中不乏大量的是无法承受各种挫折。

经历一些挫折会有好处，它可以锻炼一个人的意志，培养在逆境中经受挫折失败后不屈不挠的精神。

然而，我们不主张不断地让人受挫折。因为，一个人经常地处于挫折情绪环境中，压抑太久，会使他的人格发生畸变，变得忧郁、冷漠、孤僻、自卑，甚至是自暴自弃。

每一个人对挫折的耐受性是大不相同的。有的人面临严重挫折而坚忍不拔；有的人稍遇挫折便意志消沉，一蹶不振。但无论如何，只要我们还活着，我们就要鼓足勇气——善待挫折！

对待挫折的正确方法，就是自我调整心态，不必过分注重得失成败。俗话说：“失财免灾”、“因祸得福”、“塞翁失马、焉知非福“等等，自古以来这些哲理都是化解挫折的名言。在挫折面前，我们多往好的方向想一想，想一想未来，不要只看到黑暗的一面，多想想光明的一面，坏事也可以变成好事。

以我个人的体会，如果没有高考屡遭挫败的经历，那么也许就做不了心理医生，也就不懂得患者的心声，也就没有我的今天。

善待挫折最重要的就是接受命运的安排，一切顺其自然，苦中寻乐，您就能战胜自我，超越自我！

4.顺势而为是"优秀"的表现

听从"命运"召唤是不错选择

许多人一旦一件事想不通时，会为之苦恼。比如，读什么学校，干什么工作，总是只想一个方面，一定要按自己喜欢的模式，或者路径才舒服。否则，一概"拒之门外"。那不一定好。

人的一生随意性很强。昨天你喜欢的东西，说不定今天你就会厌恶，曾经的喜好也会变成负担。在人生的旅程中，我更倾向于听从命运安排。不论对错，认了心理也会好过些。

啤酒厂厂长向我描绘的美好未来，似乎在我心里已经有了一个神秘而憧憬的梦。我仿佛看到了自己成为了啤酒厂的技术人员，倍受重视，还坐上飞机去德国培训......

对于进厂还是上大学这个问题，我不愿用抛钱币或是掷骰子的方式来决定自己今后一生人的命运。

我将这个决定权交给了我的父母。他们非常认真仔细，好像做科研论证一样，为我的将来左右评估。去上大学，名声很好，但没有收入，起码还要供养我四五年，而且凭我当时的分数还只能读普通大学；进厂，马上可以有收入，还有机会出国，说不定以后还有机会可以留在国外，嘻嘻，那可是别人求之不得的好机遇。

他们吃不下睡不着，花了近十天的时间依然没能定下来。我却是一点不紧张，大局已定了嘛！反正去哪里不是一样。

最后，就在举棋不定的时候，我的一个做医生的姑父打电话来，劝说我读医。他说了一大堆理由，大概记得是——

第一，当医生饿不死人（我的爷爷是在三年困难时期饿死的，当时家乡一无所有，听说连树皮都被人剥光煮来当粮食吃了）；

第二，当医生有人求你，过年、过节有人送礼；

第三，人源广，好办事。我懵懵懂懂的，最后下定决心，听姑父的话，报了中医学院。

我几乎是第一个到学校报到的新生，其间还出了个小插曲。

由于我的名字像个女孩子，分宿舍的时候，老师以为我是女生，把我分到了女生宿舍。

我不知道，拎着行李就上去了。里面一个人没有，我选了一张近窗的下床，把东西打开，把书放上书架，把鞋脱了，睡上床，心中憧憬着美好的未来。

我隐隐约约听见有人用锁匙开门，起身正准备迎接自己的新舍友。可是门一开，却是一女的。她看见我“啊”地惊叫了一声，像是发现了色狼。丢下东西转身就往楼下跑了。

过了一会儿，有两个老师陪着她上来。看见我疑惑地问：“你怎么会在这里？”我气愤地说：“是你们安排的啊！我怎么知道？”心里被委屈有些难过又有些不服气。

老师们你看看我，我看看你，会心一笑。原来是个误会。但我当时的心情却是感觉到被人玩了一把，久久不能平息。

初上大学时，人都很老实，上课就上课，吃饭就吃饭，睡觉时睡觉。业余时间就是打篮球，练田径，一上场就像虾似的又蹦又跳，停不下来。好像精力充配得用不完。

和同学们一起生活的日子是无比快乐的，比起家里有了更大的自由度，像放开了的野马。除了学习之外几乎是　医。那种刚进大学的快乐时光，直到今天回忆起来，还感觉是美滋滋的。

这就是命运的安排，至今不后悔。如果今天不做医生，还有什么行业会更适合我？

在心理咨询室，我经常可以见到一些因为无法做出选择而焦躁不安的人。如对婚姻、对事业、对未来等。一会儿想往东，一会儿又想往西。等到就快往西了，又想往东。内心里充满了矛盾。

我想如果你真想做那事，或不做不行，又分不清方向，还不如把权力交给“上帝”。方法是用两张小纸，把需要选择的路径分别写在两张纸上，揉成团，放于一杯子中，拼命摇动3分钟，以示你心诚，最后往地上一倒，随意捡一个，就行了。注意：选定之后不可再更改，否则可能会得罪“上帝”的，怕他把你的希望之门关上，那就糟了。

崇尚美好生活是一种志气

我的“崇洋媚外”思想是从大一开始的。引至我“崇洋媚外”的主要因素有两个方面。一是害怕穷；二是想出人头地。

其实，当时我们家是不算穷的。1982年，我的父亲月薪有70多元，母亲月薪40元。但我父亲家乡人太多，吃饭都成问题。父亲非常孝顺和顾着家乡的亲戚，因此需要救济一部分。几十元钱一家人过一个月也是虽不说吃不起饭，却也紧紧张张，买不起任何高档商品。

家里的财产是两只大木箱，和一个我们用废木料做的木柜子。那时候从不担心会有小偷。因为根本就没什么东西可以偷。

高中之前我的零用钱是每月3元。所以，在此之前我从来没有上过馆子。

我很羡慕别人坐在餐馆里，又吃又喝又说又笑，那对我来说是一种刺激。我渴望哪天我也能有好多好多的钱，可以吃那些我从来见都不曾见过的东西。我不知道他们哪来的钱，但他们肯定很有能耐可以不用过苦日子，所以一直也在激励着我不断努力。

我害怕穷。因为，穷的确不是什么好事。

我认为这个原因与我之后产生的崇洋媚外思想不无关系。

第一次接受洋货是从一包香烟开始的，那是大一的上学期。我的妹妹从广州做生意回来，带了包万宝路香烟送给我。听说那包烟值五块钱，我万分珍惜，悄悄地把它藏在枕头下面，舍不得抽。有空拿出来仔细欣赏一下那带有红白两色，配着黑色万宝路英文字的外壳，嗅一嗅带有美国味的气息，感受一下资本主义的"臭味"，幻想一下外国的人文景观，风土人情，别有一番情趣。

那时刚刚改革开放，外面的世界如何，无从得知。但听人说比我们国家要好很多很多。究竟怎么个好法是没办法想象的事。就像非洲的土著没办法想象现代文明一样。

在我的心中的印象，美国一定是有汽车开，有高楼大厦住。至于什么叫先进，真是一片空白。

一天有同学找我借书，我叫他自己翻，无意中他把我的万宝路给翻了出来。他看了半天，问："这是什么牌子的？"我说："万宝路。"他摇头。可是旁边有人懂，说："那可是好东西啊！美国产的，够气派。"听他这样一说，几个人就围了过来，你看看，我看看，研究来，研究去。

有人问我怎么弄到手的，我说妹妹给的。一伙人顿时羡慕不已，说我真不简单，有这么一个有本事的妹妹。我心里美滋滋的，心想"一包烟就能让大家这样激动，美国这玩意儿，的确不一般啊！"心中产生了一种向往。

"你看人家生产的东西，就是不一样，红就是红，白就是白，红得有看头，白得纯洁。"

"一看上去就有一阵野性。"

"不光是野性，你们看那层透明纸多薄，多透亮，我们国家是做不出来的。"

"听说是雪茄烟型的，抽完都有香味，一两天都不会散去。"

"告诉你，不仅不会散去，如果女人嗅到都会陶醉的。"

有人又问：“多少钱一包？”

我说：“5块。”

他惊叹：“5块？！那么贵？是我就不买了，5块可以吃十几份肉了啊！”（当时学校饭堂是三毛钱一份肉）看大家心急的样子，我也真想试试这美国人产的东西有什么好。

我说：“开了吧！大家都试试。”

我郑重地拿起这包烟，轻轻地撕下透明纸，翻开盖子，撤了锡纸，露出了里面的过滤嘴，不管会不会抽，每人都发了一支。不会抽的也不肯错过这个机会，大家都点燃了烟，抽了起来。会抽的吸一口眯着眼睛仔细品味，不会抽的咳嗽声顿起。

“哇！真是与众不同啊！”

“呛死人啦！有什么好的，就像（等外？这个词语待确认）‘春城’（一种烟名）”

“你懂什么！这才叫高级，有一阵浓浓的香味，难怪是西部牛仔抽的，够提神。”

那烟确实是一阵浓烈的气味，与国产烟有很大的区别。虽然不习惯，但我还是很享受，因为它毕竟是洋人的东西嘛！

因为这包烟，大家的话题越扯越远，谈到了向往，谈到了改革开放，谈到了奋斗目标，有人乐意接受新事物，有人抵触；有人害怕中医会被淘汰，担心将来的前途。

想不到这一包小小的香烟，竟然点燃了我心底里的憧憬。我开始造美国梦了，幻想自己到美国，与洋人交谈。我开汽车，开车后该干什么？这一下还真想不起来。因为我的头脑中，有关美国的知识实在太少了。

此后，我一有空就到图书馆翻看有关资料。其实，那时的资料也十分有限，只花几天时间就看完了，主要还是些地理方面的知识。但我还是很认真，把它全记下了。只要一有机会，就开始宣传我的“美国论”，逢人便讲。美国如何如何好。不懂的就瞎编，露了馅也不脸红。

那时候觉得美国的月亮似乎都比中国圆。有同学说少讲点担心会被批评。但我认为，我只是表达我个人的观点，我肯承认别人先进的东西。时间长了，有人也烦，硬说美国不好，说美国没有什么了不起，说我是崇洋媚外。

于是我就会和他争论一番、大吵一通，为此生几天气。现在回想起来，那时我的确是有一些心病。毕竟年轻，见识又少，思想容易偏激。

这段经历，在我之后对青年心理的研究，有着举足轻重的意义。

第二次接受洋货是1984年的寒假。父亲带我到位于珠三角地区的中山市姑姑家探亲，那里距离澳门只有几十公里，是个地地道道的侨乡。

我们从昆明出发，坐火车到广西老家，再沿珠江顺流而下，到达广州。一路上，我第一次真正领略了地区环境的差异，从广西老家到沿海城市，从贫穷落后到丰衣足食，从错落相间破旧的土坯房，到一排排崭新的小洋楼。从餐餐粗茶淡饭，到顿顿鸡鸭鱼肉。

改革开放的前沿阵地，珠三角的富足令我大吃一惊，与内地形成极大的反差，好像一下跨越了一个世纪。

那时，珠海刚刚成为特区，从姑姑家所在的小镇到拱北，都在修路。我和父亲从中山坐车去珠海，几十公里路，车子走了3个小时。一路颠簸，非常辛苦，下了车连方向都辨不清。

那时拱北给我的印象糟糕透了，除了海关和免税商店还挺漂亮，其他设施都还在建设之中。印象最深的是乱糟糟的地下商城，还没建成，里面一股浓烈的受潮发霉的味道，令人眼泪盈盈，但人却挤得满满的。

原来那是个地下交易场所。澳门人将要卖的衣服摆在地上，衬衫1块5一件，外套3至5元一件，毛衣大衣8元一件。件件衣服都是全新的，款式新颖，价钱非常便宜，在内地是不可能买到的。你交了钱，他们马上从身边的黑胶袋里拿出一件新的给你。这就是地下交易，他们既没有营业执照，自然不用交税。

到了姑姑家，我迫不及待地将在地摊里偷买的"战利品"穿在身上，洋洋自得，我的崇洋媚外思想再一次泛滥，洋货真好，又便宜又靓，外国就是比我们国家先进很多。

我照了像，留下了不少珍贵的照片。

回学校后，我有模有样地向同学们展示，人人羡慕不已，觉得我相当有本事。女孩们更是对我另眼相看。一个劲地向我暗送秋波。呵，那时的我能不飘飘然吗？

我向同学们炫耀："我看到了澳门呢！那可叫气势，你们没见过，那百货商店有多大，告诉你们里面除了有汽车卖，还卖飞机呢！"

他们全没去过，深信不疑，个个听得眼睛都不会眨了。

哈哈，想想我那时都不怕吹破牛皮。崇洋媚外的思想已经成了心病。

多年以后，随着时间的考验、祖国的发展、社会的进步、思想的成熟，我的这种怪思想慢慢地消除了，甚至有机会去美国深造，都放弃了。

毕业10年后，老同学聚在一起。说起当时的奇特思想和搞笑事件，都忍俊不禁。我也怪不好意思的。

呵呵，年轻，什么都不是错！

这一段经历是我的一笔财富，当我成为了一位心理医生，遇到许多有着同样崇洋媚外思想的青年人，使我理解他们并从中找到解决思路。

崇尚美好生活是一种志气。一个人不知道什么是好，什么是美，什么是高档，就不会有明确的生活目标，人生也就少了斗志。所以我想告诉青年人，你们要多尝试、多体验。你可以没钱，但有机会一定不要放过，见多识广是成功的“肥料”。一有机遇，你就会疯长。

“狂妄”也要有底线

大二的时候我当上了学生会干部，大家都觉得我合群、讲义气、正直爽朗、有能力。我分管学生会的文体工作。

在我的提议下，学校在不足半年的时间里，成立了8个自主协会：吉它协会、围棋协会、书法绘画协会、集邮协会、演讲协会、桥牌协会、交际舞班、象棋国际象棋协会及合唱团。

一时间，整个学校变得轰轰烈烈，热闹非凡。那时我每周必要四处巡视，自己是领导不懂不行，我的学习兴趣很浓厚，而且学东西非常快。

我一开始学习交际舞、弹吉它、吹法国号、练书法、下围棋、参加演讲等等。也真不知道当时怎么会挤出来那么多时间，学会了那么多“不务正业”的东西。也许，在“玩”这个行当上我是有天分的，什么琴棋书画，体育文艺，四方桌上的玩意儿，只要一粘上我的手，三下两下就学会了。人家都说我是“奇才”。

后来我做了学生会主席，亲身参与了学校几次大型文艺及社会宣传活动的组织和编排，才能尽显，赞扬之声传遍全校，一下子把我推向了校园生涯的巅峰。表面来看，我好像是前途一片光明了。

哈哈，从那时候，开始有狂妄情绪了。因为自己什么都行了，人自然就傲气了。走路我的手是背在背后的，脚是往两边张的，眼睛是看前方的，遇到人是少打招呼的。（现在想起来觉得很可笑）

思想上的不可一世，表现在行为上就是做什么事都觉得自己的意见是正确和英明的，别人都必须听从我的。如果不听，就要想方设法说服他听。不听就骂，若还不识实务，就不理他，不与他交往。回宿舍后还忿忿不平，实在想不通，还会用点“文革”模式，号召大家，集体想办法去说服或者孤立别人。有人提意见，自己完全听不进去，一概将之置于脑后。（当时好在我的决策还较少失误，很多人不得不服。）

大二时，一次班级篮球比赛。我们班与一个高年级班争夺第一名。我是本班的控球后位。开场前，我首先要求全体队员必须听从号令，指示这球非赢不可，谁出了问题我就找谁的麻烦。态度非常严厉。表面看我的要求是为了全班的荣誉，所以我如何狂妄似乎都是没问题的。

比赛开始进展顺利，但问题就出在打完球的时候。球赛进行到最后一分钟，我们还赢一分。我把球传给中锋，中锋带了球两步。他本应该再传回给我，但却传给了控球不稳的后卫，那后卫想也不想，拿起来就往篮圈上一投，结果球没进，反被对方打了个反击，在终场结束前对方把球投进了。这样我们就以一分之差输掉了冠军。

我如何想都想不通，大骂队友傻瓜。责问中锋为什么没有把球传回给我，后卫为什么不动脑筋，拖一拖时间就什么都搞定了。

面对我的责怪，大家一言不发，本来输球的滋味大家都不好受，就用沉默来回应我的无理。我火了！情绪完全不受控制，抓起汽水瓶子就往地上一摔，摔得玻璃碎四溅，还伤了同学。但当时自觉理不亏，根本没有一丝歉意。

按理说一年一次的班级球赛是再普通不过的比赛了。无论输赢，目的都是为了锻炼身体而已。而我却把它看得非常非常重，认为那是关系到自己的面子问题，一定要赢，而且非赢不可。

可见当时我的狂妄病有多厉害！

一个人有点能力是可以狂妄些，但是不能无度。佛家说，人总有个"三衰六旺"。好的时候，张扬一点，人家敬佩你，精神上是种享受，但也会招人嫉妒。当你"衰"的时候，就会成为别人的靶子，心理上的压力会增加。所以，在生活中要保持要分寸，掌握一个"度"。

不喜欢的事也应做好

我做学生的日子的确与众不同，进学校不久我就发现自己原来对中医完全没有兴趣。

我们要从古老的医学历史着手，学习中国医学史，学习古代或远古时代的经典书籍。如：《黄帝内经》、《伤寒杂病论》、《金柜要略论》等科目。

生活在今天的人，来读这些几百几千年前的东西，好像一下子把人的精神世界钝化了，感觉就像是用表字画的方式表一幅现代抽象油画。

在“之夫者也”的教学过程中，中医强调了人性化的一面，将“心神合一”的思想逐步灌输进你的大脑，好像录像机里的慢动作。

对我来说那内容不仅晦涩难懂，就算读通也是件困难的事。一想到自己才20岁，几年后就必须坐在诊台前，学着老中医的架式望闻问切，把脉、看舌将成为生活的主旋律，甚至是饭碗。这似乎与我独特、奔放的性格大相径庭，感觉怪怪的。

但有一样我是喜欢的，那就是到中药房实习。

中药房有许多可以拿起来就吃的东西。比如挂圆肉。我和一个同学天天像老鼠一样偷着吃，味道不错，何况我正缺糖分呢。一天，两天，三天……出问题了。我开始感觉口干，燥热，喝水不解渴、小便深黄。晚上失眠，噩梦不断。

翻查医书，我才知道桂圆肉是热性的。此后，我不敢再吃了，我发现那个同学也不吃了。我装作没事问他为何不偷吃了，他说他已经流了两天的鼻血。可见，偷吃是要付出代价的。

我们相信中药有一些作用，但看着那一团团根根草草，一堆堆骨头石头，就这样用秤一称，用纸一包交给病人说“三碗水煮成一碗，可以翻煮一次，早晚服”，我的心里很疑惑，这就可以治病啊？这是什么原理呢？

而以我当时所学，这些疑惑又不能解开，这样我潜意识里产生了对中医的排斥情绪。我认为这个专业这不适合我的性格也与我的志向相差甚远，但我别无选择。因此，我只有采取消极、抵触的方法来求得心理上的平衡。

我开始逃学了，并且是经常逃学。起初一个学期一二十节课，后来发展到一个学期五六十堂课。

我能这么肆无忌惮地逃课，是因为我们班长是我的好兄弟，而且他能当上班长还是我提拔的呢！这个面子他是一定要给的。

每到点名的时候，他总会把我的名字给漏掉。这样就能减少一些“不良”影响。只是这样做，也有暴露的一天。俗话说“跑得了和尚，跑不了庙。”

有一次期末考试，我只花了一个星期的时间复习一门课。结果在考场门口被上课的老师堵在了门外。

老师问：“同学，你是哪个班的？”

“我是这个班的。”我有点胆怯。

"你是这个班的？怎么我从来没见过你？"

"可能是人太多，老师记不住吧？"

她想了想说："没可能，你肯定不是这个班的，你走错了考场！"

我再三表示我没有错，是她记不清了。但她就是不肯让我进去。我硬着头皮将头伸向教室里，对着要好的同学招手，希望他们能够"救救我"。

可是他们一个个窃笑，居然还有人说："老师，他是高年级的！"

马上就要开考了，我急了说："老师，你看我学习的积极性还是挺高的嘛！我求求你，就放我一马吧？"老师不再阻拦，走过去问班长我是不是这个班的，班长说是的。他们嘀嘀咕咕一会儿，老师走了回来，也许是她知道了实情，对我一贯的狂妄的逃学方式有意见。她变了脸色下了通碟说："这次给你考，如果不及格就不准补考。"

对学习没有兴趣，不能正确面对，不愿培养对学习的积极性，而是采取逃避的方式，这也是一种心理障碍病。我当时并不爱学习，而且喜欢逃学。广大的学生朋友们都可能会有这一个过程，要正确面对。家长、教师不要过分担心，要找到孩子厌学的根源，给予适当的心灵辅导，问题就迎刃而解了。

俗话说"不如意事，十之八九。"如果什么事情都能按自己的意愿做，就算是总统也未必能做到。所以我们要主动调整心态，努力适应环境。就算是自己不喜欢的，甚至厌恶的事，也应顺势而为，不为难自己，少为难他人。忍一忍，什么态度都会变，什么事情都会有转机。把自己不喜欢的事情做好，也是心理素质好的表现。有句话叫做"物竞天择，适者生存。"

尊重传统，少走弯路

虽然我不喜欢学中医，但我学其他相关科目还是非常认真的。我利用课余时间自修了运动生理、篮球教练两个专业。我还曾经想过考研究生，不过这个念头就像吹胀的汽球，瞬间就破灭了。

我开始相信中医，或者相信中药有用是在大三的上学期。

那是我第一次义务献血后，一帮年轻力壮的小伙子，全没当它是一回事。几个小时后，我们就活跃在篮球场上，打球打得兴起，后来下起了雨，我们继续坚持"战斗"。

结果，当晚我就开始喉咙痛、发烧。第二天早上我起床后，讲不出话，用力喊，那声音就像鸭子叫似的。上午还能坚持上课，中午就完全不行了，连鸭子似的声音都消失了，咽喉间就像被一把钳子夹住了，没有一点反应。

那天下午在同学的陪同下，我到医院就诊。医生的结论是“声带麻痹”。经气雾喷喉治疗，我服了3天的西药，却没有一丝好转。

后来，又到医大附院诊治，仍是这个结果。再服了2天药还不见丝毫的好转，每天只能通过手势与人交流，令我万分苦恼。我心急如焚，我不能就这样哑一辈子啊！

再后来又咨询了几位教授，得到的结论是：起码要两个月后才能恢复。

我真的怕了，怀疑了，没信心了。不是说等二个月的问题，而是二个月后我是不是真的能够像正常人一样讲话的问题。万一一辈子都讲不了话怎么办？这个问题没有一个人能肯定地回答我，令我焦急万分。

话都不会讲，学那么多知识又有什么用呢？我根本没有心思去上课，家也不敢回了，怕家人为我担心。

连续在宿舍困了自己两三个星期的我，每天对着蚊帐胡思乱想，幻想自己的将来。我想也许这个大学不能再读下去了，就算我读完了也未必能找到工作，就算找到了工作也只能当个哑吧医生。我再也不能与人交流思想了，再往后想还要恋爱、结婚、生孩子，越想越恐怖，心中发寒。

但在我的心底真正最痛心的倒不完全是这个病，主要是自己通过几年艰苦奋斗，吃尽艰辛，饱受的折磨。这下完了，换来的希望即将破灭。这个代价太大了，太难让人承受……

想到这里，我不敢再往下去。那是我一生之中最彷徨，最令人痛苦的三个星期。我想不通干脆用棉被蒙住头。希望这一切可以马上从现实中消失。

同学们看到我低落的情绪，劝我不要想得那么坏，事情总会过去的。

其实今天回味起来也不应该坏到那个地步，但当时我的脑筋却转不过弯，怎么也没办法控制自己不去想那些恐怖的事情。那些幻想的情形像放电影一样一幕幕闪过脑海，令我沮丧。

那三个星期的折磨，使我意志消沉，神经错乱，会出现不自主的心慌心跳，坐起来的时候还会头晕。同学们进进出出的关门声都仿佛被扩音机放大了似的，非常刺耳，让我无法忍受。晚上严重失眠，半夜惊醒，心中阵阵发冷。有一晚深夜，忽然出现呼吸困难，感觉吸不进气，像要死了一样。想大叫可又叫不出，20分钟后才逐渐恢复正常。

后来参加工作后，在管理病床的时候遇见了一个和我当时的症状一模一样的病例，我四下查资料才知道这是一种急性焦虑反应。现在临床中很常见。

就正在我绝望的时候，一个同班同学介绍了一位资深的中医给我，说是一位世间奇医，师承过许多名师。

在别无选择的情况下，我也只好试试看。

他的年纪并不是我想象的那样老，四十岁左右。但却姓"老"，称呼他为"老老师、老师、老中医、老名医、老神医"都未尝不可。

他身材瘦小，面容和蔼，眼睛深邃却并不看我，而是东张西望。等我坐下后，他叫我伸手我就伸，叫伸舌我就伸舌，问了我一些情况后，他说："你这叫血虚生风，中医叫'音痱症'。"说完龙飞凤舞地在处方上写了一通交给我，说："一付药煎一次，趁热喝。"接着起身和护士吹牛去了。

看病的时间加起来不到五分钟，他也没有看我的咽喉，也没有多问。我疑惑地拿起处方，看着上面写的十几种药发愣。方子上大多数的药材我都认识，这些药能治好我的病，我甚是怀疑。不过既然方子开了就取药试试吧！

说起来像是神话，但这却是千真万确的事实。

那天回到宿舍，找不到煎药的工具，只找到一个电热杯。我将药放进杯里，大约还有四分之一的放不下，将其丢到门外了，接着加了大半杯水，心想只要不溢出来就行了。过了半小时，药煮好了。我将汤倒到碗里，依老医生的嘱咐趁热一点一点喝了下去。

那药有点苦涩，经过喉咙的时候有一阵发热般的烧灼感，但我还是坚持喝，一直喝了10分钟才喝完。大约又过了20分钟，我起身去倒药渣，开了门见到一个好友。他问我："好些了吗？"我糊里糊涂无意识地说："还没有。"回身关上门。

忽然想起我刚才讲的话，我重复了一遍："还没有。""我可以发声了，真是神了！"我高兴得跳了起来。

能说话的那一刻，我的眼睛里充满着泪水，十分激动，但还不敢大声说话，我指着喉咙对舍友说："我行啦！我行啦！"

从此我再不敢小看中医了。"中国几千年的医学历史是人类的财富"这话我听得多了。但"博大精深"却是第一次印在了我的心底里，确立了她不可动摇的神圣地位。

一星期后，我的病完全好了。我还托人写了一面锦旗："药到病除，医术精湛。"外带一瓶当地产的特曲酒，几斤水果，亲手送到老老师的手上，并拜其为师。

至今，我用的许多良方都是出自这位老师之手。在临床上既好用又方便，在此甚是感激。

大学时，大家都不太懂什么是心理障碍，实际上那时我们身边经常都能见到，只是当初不了解罢了。我们大学同班有个同学，大家给他取了个绰号叫："三秒"。

他来自部队家庭。大一的时候，他有个怪癖，就是课休间他都去没去过厕所都一样，可是只要上课铃一响，三秒之内，他就要求上厕所，小便，而且是非去不可。

上课的老师不理解，以为他故意整蛊作怪，多次反映到校长那里。学校派了专门人员做他的思想工作，结果是毫无作用，给他警告他认了，给他处分他接了，可就是不能改正，就是没有办法不去厕所。

我当时作为班干部，私下和他平心静气谈了很久，他才说出了实情。

他父母从小要求十分严格，几乎是按部队的要求去做。比如按时起床、按时进餐、按时回家、按时完成作业、按时上床睡觉等等，超过一点点都必要受到处罚。

读中小学时，他很少同人交往，每天除了学习，还是学习。初到大学，极不适应环境，见到人就很紧张，无法控制，不知道自己该怎样和人相处。

他说他最怕上课前那一段时间，总担心上课铃响。上课铃一响，头脑中总会闪现出一个暗示：打起精神，集中注意。然后，人就会无故紧张，手心及后背出汗，膀胱发胀，想小便，不去不行，好像要遗出来一样。如果这个意志不能如愿，那么整天都会心慌胸闷，小腹不适。虽然他自己也知道没有多少尿，去了也没有多少意义，但仍然不能控制。

我将他的这些情况如实反映给了学校，使他获得了全校有始以来，也是唯一的一张上课时小便的"通行证"。

那时还没有心理医生这个职业，他的病一直拖到了毕业，后来好了没有不得而知。

如今我做了心理医生，知道了是怎么样一回事，不费吹灰力就可以解决他的问题。只是，当时的情况和条件，人的知识和能力有限，自然没有办法帮到他，也让他一直苦痛了那么久。

科学就是科学，虽说有的科学结论将来有可能被推翻，但目前的事物还应该以科学为准。我们习惯于认可新事物，特别是以数据为主导的科学，而对经验科学总会抱有怀疑或疑虑，以至于对许多传统经验科学，产生不信任，甚至排斥。我认为这是不正确的。中国现在正处在一个飞跃发展的时代，我们对中国的传统文化和经验正在淡化，这让我感到深深的遗憾。而外国人正相反，他们在窥视这些被我们淡化了的东西，因为他们知道这里面蕴藏着巨大的财富和商机。

5.有斗志就应多尝试

开发智慧，努力创业

大三的时候，我的生活费提高到了每月50元，但对我而言是远远不够用的，因为我的人源广了，活动多了，物价也涨了。

那时还没有"兼职"、"炒股"这些名词，"找点钱"就是最通俗的讲法。我自认为我还是有优点的——敢做敢为。

记得那时我们学完了针灸推拿这两个科目，刚刚进行完了实习。我突然产生了一个想法，出去用针灸治病找钱！我将这个想法告诉我的舍友，他叫钢，曾经工作了几年，然后又考上大学的。

他说："你敢我们就去吧！试试不行就回来。"于是我们就开始按书上的要求，结合实习中学到的一些知识，互相在对方身上扎针，拿对方的身体做按摩练习，当做试验，用亲身体会来增进自己的技能。

这样练习了一个星期后，我们就借了一辆三轮车，拉上桌子椅子，带上针灸按摩用具，上街去做"郎中"了。

我们还自己做了一面旗帜，上写"推拿按摩"。那旗子做得不好，斜插在树上还不如"梁山泊"上那卖酒的正经，只有将就用一用了。

到了市区一个广场，我们找了个稍显僻静的角落，正好在一餐厅的前面，只要到餐厅吃饭，就必要经过我们摆摊的地点。我确信那是个好地方。

将桌子摆开，将用具摊上，穿上白大卦。那时我还特地留了胡子，显得自己成熟而有经验。我大方地往椅子上一坐，等着人来。

第一次面对着来来往往的陌生的人群，我有些紧张。有人还走上前来，用奇怪的眼光看我们的旗帜、用具，打量我们，时不时还会转过身"咯咯"笑几声。

我记不清自己当时的表情是怎么样的，但尴尬的心情却是难以掩饰的。我和钢互相鼓励一定要坚持下去。

大约一个小时后，终于等到了我们期待的第一个病人，一个50多岁的男子。他走过来围着我们转了几圈，然后问我们是哪里的，为什么在这里开诊，都治些什么病。听说是中医学院的，他放心了许多。

等全部了解清楚后，他才说他肩膀痛，已经两年了，看了很多医生都没有治好，让我给他看看。

我打起十二分精神，为他做了详细检查，确定是肩周炎，并将这个病的病因、病机及症状解释给他听。他很高兴，说从来没有医生讲得这么清楚，提出要我给他按摩试试。

按摩的时候到没什么问题，等到真要为他针灸治病，我还确实有点怕。第一针扎在肩井穴上，由于不敢用劲，那针没扎进皮下，他动了一下手，针一下歪了，吊在皮上晃动。

刚发现了马上进行了校正，幸好没人看见，要不就露馅了。

大约半小时后，完成了治疗。他走的时候留下了2元钱在桌子上。这可把我们高兴坏了。要知道那时在医院看1次病的诊金也就是1毛钱，扎1支针就只收2毛钱。这证明我们比医院收的还多。

那天成果丰厚，我们一共收了18元钱，每个人分了9元。这个数字可不得了，记得那时大学毕业生的收入只有56元，也就是说1天才2元不到，如果按我们的收入1个月不是有200多元了吗?

这个数字太有吸引力了，因此我们放弃了每个星期天休息的时间，定时定点摆摊，做起了“江湖医生”。

可以说，现在的机会对比以前多多了。青年人更应该努力开发潜能，为自己多创造一些机会，尽可能多了解社会，吸取人生经验，为将来铺路筑石。不害怕失败，不害怕挫折，那你就会离成功更近一些。

尽量走在社会意识的中前位

由于摆摊的时间长，人气开始聚集，慢慢地，我们的针灸小摊居然在那附近有了一点小名气。餐馆的老板来和我们搭讪，居委会有人带人来看病了，还有真正的江湖卖艺者在我们的旁边开起了档。那时摆摊没有人管，也没有人干预，不像现在做什么都必须申请或领个牌什么的。

那年7月，我们花了10多天时间净赚了180元，成了学校里的大款。

第一次手上有了钱，心里就开始痒痒的，策划怎么花掉这么多钱。首先是将自己打扮一番，尽量跟上潮流。

虽然那时信息还比较闭塞，但仍然时兴穿喇叭裤、闪光的夹克衫、红白相间的三截皮鞋（鞋底还要像马一样全钉上铁掌才算够“气派”）——那是潮流。

我当时的打扮，如果穿在今天，人们看到一定会笑掉大牙的。我当时留了一头齐肩的长发，用挣来的钱买了一条咖啡色的喇叭裤，那裤脚足有八寸阔，一件黑色、闪光的、上面两个口袋的夹克短装，一双花皮鞋，钉满了钉。

当我穿上这一身的“潮流”，走在教学楼的楼道时，“哗！哗！哗！”一下子引来了一帮人注意。自己当时感觉十分威风，十分有型。不久，一群同学们跟了上来，整个学校只听见一片“哗哗”声，女同学们一听到就反感，喊道：“鬼子进村啦！”

做“江湖医生”赚来的钱是不少，可是也经不住我这样乱花。

追赶了时髦，仍觉得不过瘾，想来想去，最后决定去旅游算了。走遍祖国的大好河山一直是我的梦想。八月，我真的和一个同班同学俊一起去了四川。

我带着用剩的120元钱，俊有100元。那一趟我们计划走4个城市——乐山、成都、重庆、贵阳。这点钱即使在改革开放的初期，要想走那么多个城市也肯定是不够用的，只能省着用了。

上峨眉山，我们喝粥不吃饭，上到半山双腿直打颤，我们硬是用棍子把百多斤的身体撑上了海拔近三千米的洗象池。当天晚上又冷又饿，真可以用饥寒交迫来形容，但我们还是舍不得吃。因为我们一早商定必须下山后才能饱餐一顿。

那天晚上是我印象中最痛苦的一晚。因为除了饥饿和寒冷之外，我们还受到一大群峨眉山跳蚤的袭击，通宵不能入睡，奇痒难挡。可是灯光昏暗，不可能赶走棉被里所有的小动物。

天亮后，掀开棉被一看，十多只跳蚤直往上窜。我身上却留下了30～40个指甲盖大小的红色痕迹。真惨！

此后，一路上，我们晚上睡火车站、列车座位底，白天到处游荡，吃几毛钱的小食。10天不用沐浴，刮胡须。到了贵阳，见到我的亲戚，没人敢认我这个表亲，我们两个看起来活脱脱两个“野人”。

就这样连吃带用、带车票，20天后我们终于回到了昆明，兜里还剩几元钱。可见我们省得多夸张！

社会意识是人群的发展方向，代表人们的探索精神。个人的发展自然离不开社会意识。只是你应该保持一种状态，总是让自己站在社会的中前位，你就会看得远一些，思路开阔一些，眼光放长远一些，而不是处于保守、落后的局面。

是机会就要坚定信念

不少人曾问我：你是怎么想到做心理医生的？

可以说我做心理医生是自愿的、偶然的，也是必然的。1987年我入医院参加工作。当时，还是对中医兴趣不高，总有放弃的想法。但有一件事却改变了我这一生。

1988年秋，我见到了一位心理病患者，叫娟，一位30岁不到的妇女，住在我管的病床上。

她的主要症状是心慌心跳、胸闷气短、咽喉梗阻。做心电图，提示：可疑心肌劳损。胸片、化验单全无异常，耳鼻喉科检查：慢性咽喉炎。当时就是围绕上述两个诊断进行治疗的。

住院治疗了两周，中西药物都服用过了，结果一点效果都没有。

她总是说："甘医生，我什么时候才会好啊？我不会一辈子住这里吧？怎么办呢？"

听了这样的话，作为医生心里都不快。但我理解她的心情。我安慰说："快了！快了！我们已经用了最好的药了。"实是心中无奈。

一天晚上，我巡查病房，在那个病房逗留了半小时，并不是看病，而是和她吹牛，讲笑话。等我走出病房门口的时候，她说："唉！都是那个衰佬搞的事！"

我转过身问："你说谁？"

她说："老公喽！"

我问："什么事？"

她回答："勾女！"

全房的人都笑了！而我没笑。

回到办公室，我左思右想，忽然想起我大学时的那几次不愉快体验。一个念头忽地闪过：莫非是心理疾病？

我翻查了内科所有的疾病，却没有找到答案。第二天我详细询问了她产生这个病的原因。我认为她是因为精神刺激而引发的疾病。于是，我跑图书馆翻看《精神病学》，终于找到有关这个病的描述。原来这就是焦虑症。

一个症状非常明显的焦虑症，而我们几个医生花了这么多精力却没能看出来，这就怪了。

为了这个问题，我看了不少书籍。后来，我又读了北京师范大学的心理函授课程，虽然没有读完，但从中学到不少知识。

分析造成这种状况的原因，我认为是我们的医学教育和医疗体制形成的漏洞。

在校医科学生一般只注重内科、外科、妇科、儿科、眼科、耳鼻喉科等生物医学的知识，而唯独不重视精神学科的疾病。

就是说普通医院的医生一般不通精神心理疾病。这就必然陷入了许多医务工作者对人体系统缺乏全面了解的困境。俗话说："隔行如隔山"。而在医学领域却是"隔科如隔山"，形成了一个知识断裂带。

国外的资料显示，在欧美等发达国家中的内科医生，对心理疾病的识别率大约为17%至37%。而上海的调查，我们的内科医生对心理疾病的识别率只有5%至7%。

精神心理疾病患者只知道不舒服一定是身体哪部分出了问题，但绝不会想到是心理疾病，更不会主动到心理咨询门诊求助。何况那时中山市还没有心理咨询门诊。

后来，我在临床各科中，发现了更多的这类心理疾病患者。我用相同的语言进行劝导，结果非常理想，这引起了我极大的兴趣。

我认定这是当今医学领域中的盲点，将来一定有市场。于是我提出申请，要求进修医学心理学。

就这样1993年我被正式派到广州中山医大附属三院心理科进修。

心理科的老主任，著名的赵耕源教授、黄铎香教授、张亚哲教授和现任的张晋培主任都是我的指导老师。

回首15年的心理咨询历程，感慨颇多。

1994年4月1日，"愚人节"那天是中山市人民医院正式挂牌"心理咨询"的日子。虽然没有任何仪式。但，这毕竟是中山市首个心理咨询室，而且是通过自己的努力创建起来的，我心中自有一种创业的喜悦，但也充满着希望和疑虑。

我想牌子一挂，求医者就会蜂拥而至。事实是，牌子挂了10天竟然没有一个人来看。

我站在门口，看着一群群人走过，不时听到有人议论，甚至掩嘴而笑。

有医院的同事问："这是什么东西，怎么会摆到医院里面来了？"

"这是看病还是谈心？"

"我今天好闷啊？你帮我聊聊啦？"

“哇！你的日子就好过了，病也不用看，就和人谈话，多舒服啊！”

我再抬头看那块小小的牌子，思潮起伏，心里特难过。怎么也想不通这小小一块牌子，究竟为什么会引起人们这么大的反感。

好在当时医院搞三级甲等评定工作，我的心理咨询算点分，领导们不肯放弃。如若不然，那牌子可能就会被摘了。

我三番五次跑办公室，说一定有前途，保证做好。这样，在领导的支持下，终于在四楼的大厅隔了一间房出来，做独立的心理咨询室。

然而，依然没有人什么来咨询。一天就只有一两个，而且还大有“水分”。甚至有人把心理咨询当成了一般咨询台。比如：问自己的病应该看哪个科；看化验单有没有问题；找哪位医生做手术最好；这药有没有副作用，有什么副作用等等。

从事心理咨询的头三年，几乎是“拍苍蝇”、“坐冷板凳”，我曾想到放弃。然而，在关键时刻又有一件事影响了我。

1996年，我们农工党一行十几人下乡义诊，到了一个偏僻的乡镇。一行人摊开来七八张桌子。我的位置就在最靠左边的大榕树下。这样安排是有道理的，因为我也不相信在那个偏僻的农村会有人来看心理咨询。

上午9点开始，每个专科都是门庭若市，只有我清清冷冷没人来看。

村书记可怜我，上前来和我搭讪，问我看什么病。

我不知道怎么跟他解释，想了想只好说：“看那种有手有脚，但又不能做事的人。”

他挺疑惑的，说：“有手有脚还不能做事？”然后就走开了。

11点，他回来了，说：“我们村里是有一个有手有脚但不能做事的人。”

我马上请他带我去。

村里有一条小河涌，一条小土路，隔远就看见一个人蹲在涌边吸烟。他转头看见有陌生人走来，“吱溜”一下就窜回家去了。进到那处农家里，他正是村书记说的那个人。二十多岁了，除了没有结婚，也不能做事和寡言少语之外，一切都能自理。

我向他的家人详细解释了患者的病情，仔细看过后，确定他是轻度精神病患者。我相信没有专业知识的人一般是看不来的。于是嘱咐家人带他上医院找我，我会帮他安排治疗，并告诉他病人经过治疗后，应该可以恢复正常的生活和工作。家人非常高兴，表示感谢。

正在我们准备离开的时候，有位全口没几个牙的阿婆出声了：“这也算病啊！那我们家也有一个啊！”

于是我们又转到她家，一看他只有19岁，早前在佛山打工，被老板狠狠骂了一顿后，回家就整天说想死，我确定他是一个抑郁症患者，还有得治。

这时候，书记明白了，他叫来胖胖的妇女主任，叉着腰命令："还有什么人家有？全部找出来！"

那一天，在一条四百多人的普通村落中，我一共找出了17个。全体义诊人员在等我，直到下午7点才完成任务。

我当时的心情很复杂，内心高兴，却直想哭。我想在一个这样的农村就有高达4.5%的人患心理病，那如果是在竞争激烈的大城市，会是怎么样呢？

这也从一个侧面说明并非没有病人，而是广大群众对心理疾病缺乏认识，不知如何投医。

回院后，我开始思考。我知道再这样等下去也没有用，大家也不会明白。

有什么办法能让患者知道心理咨询是干什么的？它的适应症是什么？如何引导患者到心理咨询门诊来？

经过细致考虑，最后定了5条：

1.失眠症；

2.神经衰弱；

3.焦虑抑郁；

4.精神障碍；

5.疑难怪病。

我写这几条广告词的目的是很明确的。

首先，几乎所有的心理疾病患者都有失眠现象。因此，撒开一个大网，寄望人们能借此来看心理咨询。

第二，我考虑大部分心理疾病患者，在其他临床各科基本上是被带上了"神经衰弱"的帽子。虽然，我国的精神医学诊断上还保留着这个诊断名字，实际上国际上和我国的一般心理精神科医生已经不用了。但我还必须尊重，或者屈服于大众意识。希望神经衰弱的患者能够来我这里看病。

第三，焦虑抑郁的人无处不在，不管他们算不算病，来了再说。

第四，如果有部分早期或者轻度的精神障碍患者来诊更好，这样可以补充部分病源。

第五，如果上面4条均不能明白，那么凡是总也医不好的疑难怪病，也想试一试。

于是，我用鲜艳的5排红绿色字贴到了门口的玻璃窗上。这在当时人们对心理疾病还没有认识的情况下，这已是最好的宣传了。

经过一番努力，才逐渐让一部分患者接受心理咨询。由于患者互相传递信息，使心理咨询才逐渐开展起来。

时至1998年，我对收集到的1680位有完整记录的个案进行分析。其来诊意向的结果却让人捧腹。来看心理咨询最多的不是失眠，也不是神经衰弱，而是“疑难怪病”，占到就诊者的35%以上。

因为大众不了解什么是心理疾病，人们只能够把那些说不清道不明，总也医不好的病，通通叫做“疑难怪病”。可见，用“疑难怪病”来引导心理疾病患者来就诊，在当时是非常对群众口味的。

直到现在，仍然有不少人，为此专门来找我医“疑难怪病”。

就这样，15年来我们的心理科从我一个人开始，现在已经发展到十几人的团队，500多平方米的面积，包含多种心理测量和心理治疗项目，每天接诊达到150人次的机构了。

我成功了！这个机遇是坚定信念得来的结果。

在心理门诊，有些人心态浮躁，总也没有耐心，一份工作刚开个头就认为没前途了。放弃了又找，找到了又放弃。消耗了大量的时间和精力，最终却一事无成。所以我奉劝有这种思想的人，一点要把握机会，大的机会一生抓住一次，你就行了。抓住了还要有信心，有耐心，看准的东西千万不要轻言放弃，坚持才能胜利！